Dr. Erich Skribot

Das Geheimnis gesunder Ernährung

Dr.med. Erich Skribot, geboren am 6.1.1942 in Grablach in Kärnten (Österreich). Während seines Medizinstudiums in Wien und Innsbruck (1959 bis 1965) zunächst wissenschaftlicher Mitarbeiter am pharmakologischen Institut in Innsbruck. 1966 bis 1970 Turnus in Villach und Klagenfurt und seit 1970 Arzt für Allgemeinmedizin und seit 1979 Ärztlicher Leiter der Therapiestation St. Kathrein in Bad Kleinkirchheim. Zahlreiche Studienaufenthalte vor allem in Deutschland, Taiwan und China (Traditionelle Chinesische Medizin, Akupunktur, Baubiologie, etc.).Im Rahmen ganzheitsmedizinischer Tätigkeit seit 1973 intensive Studien über Ernährungsmedizin, Vorträge und Seminare über Ernährung und ganzheitsmedizinische Themen, Entspannungstechniken (Autogenes Training, Chi Gong , etc.). Seit 2007 im Ruhestand. Autor der Bücher „Gesund, vital, schlank durch richtige Ernährung" und „Ernährung und Selbstheilung" sowie Co-Autor des Buches " Wirbelsäulentraining".

Dr. Erich Skribot

Das Geheimnis gesunder Ernährung:
Nährstoffe, Ernährungsformen und medizinische Zusammenhänge

Bibliografische Information der Deutschen Nationalbibliothek
Die Deutsche Nationalbibliothek verzeichnet diese Publikation in der
Deutschen Nationalbibliografie; detaillierte bibliografische Daten
sind im Internet über http://dnb.d-nb.de abrufbar.

Dr. Erich Skribot
Das Geheimnis gesunder Ernährung
Nährstoffe, Ernährungsformen und medizinische Zusammenhänge

Berlin: Pro BUSINESS 2010

ISBN 978-3-86805-827-7

1. Auflage 2010

© 2010 by Pro BUSINESS GmbH
Schwedenstraße 14, 13357 Berlin
Alle Rechte vorbehalten.
Produktion und Herstellung: Pro BUSINESS GmbH
Gedruckt auf alterungsbeständigem Papier
Printed in Germany
www.book-on-demand.de

Illustrationen: Patricia Ene
Der Autor im Internet: www.erichskribot.at

book-on-demand ... Die Chance für neue Autoren!
Besuchen Sie uns im Internet unter www.book-on-demand.de

Inhalt

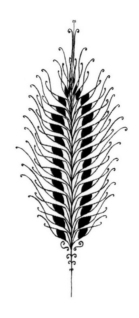

Vorwort

Trotz steigendem Ernährungsbewusstsein ernährt sich ein Großteil der Bevölkerung in den Industrieländern eher traditionsbewusst als gesund. Obwohl Ernährungsempfehlungen von Fachleuten in weiten Kreisen der Bevölkerung bekannt sind, klafft das tatsächliche Ernährungsverhalten vom theoretischen Wissensstand über richtige Ernährung weit auseinander.

Tatsache ist, dass die meisten Menschen unserer Breiten zu viel, zu fett, zu süß und zu salzig essen. Es wird zu viel Fleisch und zu wenig pflanzliche Kost konsumiert. Dazu kommen kalorienreiche, gesüßte und alkoholische Getränke und Mehlspeisen.

Obwohl Expertenwissen durch Verbreitung in den verschiedensten Medien fast für jeden Interessierten leicht zugänglich ist, gibt es große Schwierigkeiten bei der Umsetzung ernährungsbezogener Erkenntnisse. Mit dem derzeit beobachtbaren kontinuierlichen Ansteigen der durchschnittlichen Lebenserwartung nimmt auch die Anzahl kranker und pflegebedürftiger Senioren immer mehr zu und insgesamt suchen mehr und mehr kranke Menschen in den Industrieländern tagtäglich den Arzt auf. Das führt zwangsweise zu Kostensteigerungen im Gesundheitswesen sowie zu wachsender Spezialisierung und Technisierung der Medizin, was aber auf die Gesundheitsgewohnheiten der Menschen einschließlich deren Ernährungsgewohnheiten und damit auf die Volksgesundheit ohne Auswirkung bleibt.

Für die zukünftige Sichtweise eines medizinischen Ganzheitskonzeptes müssen dem zu Folge mehr gesundheitsfördernde Aspekte, die sowohl ökologische als auch ökonomische und sozialbezogene Lebensbedingungen beinhalten, berücksichtigt werden.

Im Gesundheitsverständnis der meisten Menschen ist der Zusammenhang zwischen Krankheitssymptomen und Krankheitsursachen nicht ausreichend erkennbar. Die wissenschaftliche Forschung bemüht sich zwar zunehmend die Ursachen ernährungsbedingter Zivilisationskrankheiten (auch Wohlstandskrankheiten genannt) aufzuklären und die Ergebnisse bekannt zu machen. Leider gibt es eine Vielfalt zum Teil voneinander abweichender Forschungsergebnisse. Zusätzlich wird oft aus opportunistischen Gründen Skepsis gegenüber bestimmten Erkenntnissen vorgetäuscht, damit lieb gewonnene Gewohnheiten nicht aufgegeben werden müssen. Dies trägt dazu bei, dass der Trend in Richtung Gesundheitseigenverantwortung und gesteigertem Ernährungsbewusstsein nicht allzu schnell sowie nachhaltig Fuß fassen kann.

Der Zusammenhang von Krankheitsursachen bzw. Risikofaktoren und möglichen gesundheitlichen Folgeerscheinungen ist mittlerweile in breiten Schichten der Bevölkerung bekannt. Dabei kann ein gewisser kritischer Aspekt (hinsichtlich einer Schuldzuweisung) nicht verhindert werden, wenn behauptet wird, dass ein großer Teil von Krankheiten (besonders alle Zivilisationskrankheiten) durch das Fehlverhalten des einzelnen Menschen verursacht oder zumindest mit verursacht wird. Dennoch bleibt es eine Tatsache, dass diese Krankheiten durch wissentliches oder unwillkürliches Fehlverhalten mit verursacht werden.

Eine symptomatische Sichtweise kann bei der Behandlung von Krankheiten keinen nachhaltigen Erfolg aufweisen, wenn die Eigenverantwortlichkeit des Menschen nicht berücksichtigt wird. Die meist zeitlich begrenzte medizinische Beseitigung von Symptomen zivilisationsbedingter Erkrankungen ist nur dann nachhaltig, wenn eine gleichzeitige gesundheitsorientierte Verhaltensänderung zu einer verbesserten Reaktionsbereitschaft im Stoffwechselgeschehen des einzelnen Menschen führt.

Behandlungserfolge werden demnach nicht nur von der Behandlungsart bestimmt, sondern auch von der Erkenntnis der ursächlichen, am Zustandekommen der Krankheit mitwirkenden Faktoren und deren erfolgreicher Ausschaltung. In der Praxis bedeutet das die Änderung von Lebensgewohnheiten, die nachweislich gesundheitsgefährdendes Potential enthalten (z.B.: Rauchen, Alkoholismus, Fettleibigkeit u.a.).

Inzwischen kann man eindeutig beobachten, dass ein wachsendes Interesse der Öffentlichkeit nach biologischer Ernährung, Fitness, gesundem Wohnen und einer gesunden und reinen Umwelt vorhanden ist. Die Anzahl derer, die bereit sind auch die entsprechenden Konsequenzen zur Erlangung dieses Zieles zu tragen, ist allerdings noch gering.

Mehr als ein Drittel der westlichen Zivilisationsgesellschaft leidet an verschiedenen chronischen Krankheiten oder Schwächen - von chronischen Infekten im Kindesalter über Zivilisationskrankheiten bis hin zu Krebserkrankungen. Millionen Menschen schlucken tagtäglich Medikamente gegen Angst, Schmerzen, Depressionen, Erkältungen, Infektionskrankheiten, gegen zu hohen oder zu niedrigen Blutdruck, Zuckerkrankheit, Rheuma, Herzkrankheiten und dergleichen.

Ein weiteres Drittel ist zwar nicht definitionsgemäß chronisch krank, fühlt sich aber nicht wohl im Sinne einer Frische des Körpers, des Gemüts und des Intellekts. Es fehlt die Gelassenheit den täglichen Ereignissen gegenüber, Schlaf- und Energiehaushalt lassen zu wünschen übrig.

Im verbleibenden letzten Drittel findet man nur wenige Personen, die überhaupt keine Beschwerden haben und sich großartig fühlen, blendend aussehen und voll Energie sind. Diese Menschen sind keineswegs „sektiererische Gesundheitsapostel". Sie besitzen eine positive Lebenseinstellung, die Wertschätzung ihrer Umwelt sowie eine tiefe Verbundenheit mit ihren Mitmenschen und der Natur. Sie haben ein großes Maß an Gesundheitsbewusstsein und Eigenverantwortlichkeit auch hinsichtlich ihrer Ernährungsgewohnheiten.

Damit wird Gesundheit immer weniger als Schicksal, sondern als beeinflussbare Machbarkeit durch Steigerung der Eigenverantwortlichkeit des Individuums sowohl auf der physischen, als auch auf der soziokulturellen Ebene angesehen.

Wenn die medizinischen Forschungsergebnisse darauf hinweisen, dass ein Großteil aller Erkrankungen auf ein selbstschädigendes Verhalten der Menschen zurückzuführen ist, so ist es auch Aufgabe der dafür verantwortlichen und mit der Gesundheit der Menschen befassten Institutionen sich darum zu kümmern. Nicht das Erscheinungsbild von Erkrankungen sollte bekämpft werden (symptomatische Medizin), sondern die Teilursachen der Krankheitsentstehung sind zu erkennen und durch Ausschaltung dieser Faktoren ist den Krankheiten vorbeugend zu begegnen.

Erkrankungen als Folge von Selbstschädigung (Fehlernährung, Bewegungsmangel, schädigende Umwelteinflüsse, Rauchen, Alkohol usw.), die sich die Menschen durch eigenes Fehlverhalten oder zufolge bestimmter Vorgänge in der menschlichen Gesellschaft und Umwelt zufügen, können durch medizinische Behandlung allein nicht geheilt werden. Dazu ist vielmehr eine umfassende Information notwendig, damit dem Einzelnen die Möglichkeit eröffnet werden kann, durch richtiges Verhalten gesund zu bleiben oder durch medizinische Hilfe, welche eigenverantwortliches gesundheitsbewusstes Verhalten mit einbezieht, wieder gesund zu werden. Der Wunsch nach erfolgreicher integraler Therapie erfordert das Zusammenwirken moderner medizinischer Maßnahmen mit bewusstem Gesundheitsverhalten der Menschen.

Die moderne Medizin von heute versucht den richtigen Weg zu finden, der neben einem hohen Standard in Forschung, Diagnostik und Therapie eine gründliche Aufklärung der Bevölkerung hinsichtlich eines optimalen Gesundheitsverhaltens beinhaltet.

Als Fehlverhalten sind vor allem folgende Faktoren zu nennen:

- Fehlernährung oder Überernährung
- Bewegungsmangel oder –Übertreibung
- Arznei- und Genussmittelmissbrauch
- Überbelastung im Berufsleben
- Schädigende Umwelteinflüsse durch Giftstoffe und Lärmbelästigungen
- Reizüberflutungen (z.B. durch Computer und Fernsehen)
- Schädliche geoklimatische Einflüsse sowie ethisches Fehlverhalten

Diese Faktoren führen früher oder später zu den sogenannten Zivilisationskrankheiten.

Aufgrund der überaus großen Verbreitung der Zivilisationskrankheiten (Herz-Kreislauf-Erkrankungen, Stoffwechselerkrankungen, allergische Erkrankungen, Krebserkrankungen u.a.) werden der Volkswirtschaft ungeheure Kosten und soziale Lasten aufgebürdet. Angesichts dieser enormen Kostenbelastung und stetig wachsender Kostensteigerung ist die Steuerung des Gesundheitswesens durch Aufklärung und Schulung auf breiter Basis dringend erforderlich.

Ergebnisse von Umfragen, was man unter richtiger bzw. falscher Ernährung verstehe, weisen darauf hin, dass in breiten Schichten der Bevölkerung ungefähre Kenntnisse darüber vorhanden sind. Diese Kenntnisse werden jedoch nur zögerlich bei der Zubereitung von Speisen bzw. im Ernährungsverhalten insgesamt in die Tat umgesetzt. Die Ursache in traditionellen Familien liegt zum Teil in konkurrierenden Motivationen der Hausfrauen und -männer. Das zum Teil falsch bewertete Geschmacksempfinden und das Streben nach sozialer Anerkennung verdrängen gesundheitliche Grundkenntnisse und damit verbundene Essensformen. Dabei stimmt das Bemühen um ein Zufriedenstellen der Familie vielfach nicht überein mit den Erwartungen und den Bedürfnissen der Familienangehörigen, die auch höherwertige, gesündere Gerichte ohne Widerspruch akzeptieren würden.

Viele halten einfach an eingefahrenen Traditionen und Fehlgewohnheiten fest und sind deshalb nicht bereit eine Änderung des Speiseplanes durchzuführen. Schließlich gibt es ein von der Gesellschaft geprägtes Geschmacksurteil, welches entscheidet, was den Vorstellungen von einer guten Küche zu entsprechen hat. Vielfach bestimmen dann angenommene Gewohnheiten das Nahrungsverhalten.

Meist erst dann, wenn gesundheitliche Mängel festgestellt werden, wächst die Bereitschaft einzugestehen, dass man jahrelang die Augen vor dem Wesentlichen verschlossen hatte. Dann ist es jedoch vielfach schon zu spät, weil irreparable Schäden entstanden sind, die auch mit medizinischer Hilfe nicht mehr ungeschehen gemacht werden können.

Ähnlich steht es um das Wissen über das Idealgewicht und damit verbunden mit statistisch gesicherten Werten über die voraussichtliche Lebenserwartung. Obwohl die krankheitsfördernde Wirkung des Übergewichts längst außer Zweifel steht, wird von vielen Übergewichtigen das Übergewicht mit all seinen Auswirkungen häufig herab gespielt. Auch der Einfluss des Elternhauses spielt bei der Fettsucht eine wesentliche Rolle.

Nach Jahrtausenden der Mangel-Ernährung leben wir heute in einer Überfluss-Gesellschaft, an welche sich weder unser Körper noch unsere kulturellen Gegebenheiten anpassen konnten. Während der Mensch in der Steinzeit den Kalorien nachlaufen musste, entwickelt er heute Strategien um ihnen davonzulaufen.

Falsche aus Tradition überlieferte eingefahrene Verhaltensmuster sind die Ursache, dass es vielen Menschen schwerfällt zu glauben, dass richtige Ernährung eigentlich ganz einfach ist - dass sie gut schmecken kann und viele gesundheitliche Vorteile mit sich bringt. Dabei darf eine gesunde Ernährung durchaus auch die Sinne ansprechen. Mündige Menschen müssen nur lernen, den Verlockungen der Überfluss-Gesellschaft richtig zu begegnen.

Wussten Sie, dass Kinder, die noch nicht mit Nahrungsgewohnheiten geprägt wurden, intuitiv die für ihren Körper adäquaten und gesunden Nahrungsmittel auswählen?

Kinder wissen meist, was ihnen in gesundheitlicher Hinsicht gut bekommt und auch gut schmeckt. Allerdings lässt sich der Geschmackssinn leicht täuschen. So bedeutet etwa die Geschmacksrichtung „süß" eine Tendenz zu kohlenhydrathaltigen Nahrungsmitteln mit weniger komplexen Kohlenhydraten. In natürlich vorkommenden reifen Früchten ist diese Geschmacksrichtung anzutreffen. Wenn die Gewohnheitsbildung in den ersten Lebensjahren diesen natürlichen Bedarf etwa mit reifen Äpfeln und Karotten befriedigt, lernt das Kind sich nach biologischen Bedürfnissen zu orientieren. Wenn jedoch Bonbons und Eiscreme gewohnheitsbildend wirken, ist auch weiterhin für Pizza und Pommes der Weg vorbereitet.

Dabei handelt es sich durchaus um einen Mechanismus des menschlichen Körpers, der ihn dazu bringt, nach Fett und Zucker Ausschau zu halten und sie zu verzehren. Diese Mechanismen haben sich vermutlich bei unseren Vorfahren entwickelt, als diese noch als Jäger und Sammler lebten um sicherzustellen, dass genügend süße Pflanzen und Reservefett für Notzeiten aufgenommen würden. Wo immer sie solche Pflanzen und fette Nahrungsmittel sicherstellen konnten wurden diese als Energie und Nährstoffreserven für Notzeiten gespeichert. Durch den süßen Geschmack in Früchten und Gemüse stellte die Natur sicher, dass nicht nur der Makronährstoffbedarf sondern auch der von Mikronährstoffen, nämlich Enzymen, Vitaminen, Spurenelementen und sekundären Pflanzenstoffen ausreichend gedeckt werden konnte. Diese Mechanismen sind auch heute noch wirksam.

Leider haben diese elementaren Bedürfnisse des Menschen in zunehmendem Maße zur Entwicklung von technischen Verfahren geführt, den Zucker aus seinen natürlichen Quellen zu extrahieren und neue Produkte herzustellen. Diese entsprechen zwar der Geschmacksrichtung der Menschen, erfüllen aber das Prinzip der Vollwertigkeit nicht mehr und liefern dazu noch „leere Kalorien". So wird das angeborene Bedürfnis nach Süßigkeiten mit untauglichen Produkten befriedigt, die an deren Nährstoffen gemessen wertlos sind und durch unkontrolliertes Verhalten zu Übergewicht und Erkrankung führen können.

Am Fleischsektor ist Ähnliches passiert. Während man in früheren Zeiten alle Kraft und Energie dazu verwenden musste um bei der Jagd erfolgreich zu sein, geht man heute auf die Jagd um überschüssige Kalorien los zu werden. Natürliche Gras- und Kräuternahrung der Tiere wird bei Stallmast bis zum Extrem - der Tierproduktverfütterung bei Säugetieren - ausgereizt, mit den bekannten Folgen von unkontrollierbaren Seuchen-

Erkrankungen wie B.S.E. (bovine spongio encephalopathy, Rinderwahnsinn). Dazu kommen Massen-Tierhaltung und Viehtransporte über tausende von Kilometern unter erbarmungslosen, katastrophalen Bedingungen. Ein Fleischskandal folgt dem anderen. Wobei minderwertiges und auch verdorbenes Fleisch zu den verschiedensten Produkten verarbeitet wird um diese dann in Supermärkten mit publikumswirksamen Werbeslogans anzupreisen.

Nicht viel besser schaut es bei Milchprodukten aus. Die Ansicht, dass es sich dabei um unverzichtbare Lebensmittel handelt, kann mit zunehmendem wissenschaftlichem Erkenntnisstand nicht mehr aufrecht erhalten werden.

 Die Einstufung ist nach Empfehlungen von Fachleuten mit Ernährungsverantwortung gemeinsam mit Fleisch als „optional foods" zu klassifizieren. Das bedeutet, dass diese Produkte nur zum gelegentlichen Verzehr empfohlen werden, da sie bei übermäßigem Konsum einen Risikofaktor für Fettleibigkeit, Herz-Kreislauf-Erkrankungen, Osteoporose und verschiedenen Krebserkrankungen darstellen.

So verursacht die Manipulation der Nahrung nicht nur wirtschaftlich unverantwortliches Verhalten, sondern auch gravierende Mängel, die zu den verschiedensten Leiden und Krankheiten führen.

Mittlerweile gibt es zum Glück immer mehr verantwortungsbewusste Menschen, die in einer gesunden Ernährung, moderater sportlicher Aktivität und einer bewussten Lebensführung ohne negativen Stress eine präventive Schutzmaßnahme gegen Zivilisationserkrankungen erkennen.

> Wussten Sie, dass sich die WHO (World Health Organization) zu diesem Thema bereits im Jahre 2000 besorgt äußerte und Adipositas (Fettsucht) zum am schnellsten wachsenden Gesundheitsrisiko in den Industriestaaten erklärte?

In Österreich sind rund 28 Prozent der 6 bis 18jährigen Jugendlichen übergewichtig. Bei den Mädchen sind es rund 25 Prozent. Tendenz noch immer ansteigend. Die Prognose für diese übergewichtigen Jugendlichen ist schlecht. Meist bleiben sie auch später übergewichtig. Das Risiko für Herz-Kreislauf-Erkrankungen und viele chronische Erkrankungen bis hin zu

Krebserkrankungen ist erhöht. Medizinische, ökonomische und psychologische Folgen sind vorprogrammiert. Fast fünf Prozent der gesamten Gesundheitskosten werden für die Behandlung von Fettsucht und ihren Folgen ausgegeben. Mangelndes Selbstwertgefühl und Ausgrenzungen erschweren den Übergewichtigen das Alltagsleben.

Ein Verlust der familiären Tischgemeinschaft, der durch die Gleichstellung der Geschlechterrollen und die Flexibilisierung der Arbeitszeiten mit verursacht wurde, hat die ursprüngliche Esskultur zu einer anonymen außerhäuslichen Kollektivverpflegung werden lassen. Dieser Funktionsverlust hat auch negative Folgen für die erwünschte Vorbildwirkung der Eltern, an der sich Kinder wirkungsvoller orientieren als an starren Ernährungsregeln.

Ein richtiges Ernährungsverhalten kann nur über entsprechendes Grundwissen erreicht werden. Dazu ist auch die Einbindung psychosozialer Aspekte erwünscht. Eine solche Gesundheits- und Ernährungslehre darf aber nicht nur abstrakte Nährwertnormen und Kalorienrechnungen zum Gegenstand haben. Sie muss vielmehr darauf abzielen, ein aus den verschiedensten Gründen aufgebautes Fehlverhalten zu beseitigen, das sich als gesundheitsschädlich herausgestellt hat.

Ein Wandel von emotionalen zu rationalen Leitmotiven ist für eine richtige Ernährungsaufklärung erforderlich. Eine umfangreiche, systematisierte, natur- und erfahrungswissenschaftlich abgesicherte Ernährungsaufklärung kann viel Positives bewirken. Aus der derzeitigen Situation des zum Großteil unbewussten Fehlverhaltens hinsichtlich der Umsetzung ernährungsphysiologischer Erkenntnisse muss eine Verhaltensänderung in Richtung einer gesundheitsfördernden Esskultur herbeigeführt werden.

Ernährungswissenschaftler sind sich darüber einig, dass ein ganz erheblicher Teil der kontinuierlich ansteigenden Kosten des Gesundheitswesens durch falsche Ernährung entsteht. Daher wird von der Gesundheitspolitik in Zukunft verlangt, sich mit dem Studium der Ernährungs-Verhaltensweise und der Entwicklung von Maßnahmen zu beschäftigen, die geeignet sind, auf das Ernährungsverhalten Einfluss zu nehmen und gravierende Ernährungsfehler verhindern zu helfen. Es ist dabei in erster Linie nicht an eine Bevormundung des Einzelnen hinsichtlich spezieller Kostformen gedacht, sondern neben breitenwirksamer Information und Aufklärung auch an Einflussnahme auf industrielle Zubereitungsformen und Werbemethoden für Produkte, die mit gesundheitsschädigenden Wirkungen verbunden sind.

Dieses Buch setzt sich das Ziel einen Beitrag in diese Richtung zu leisten. Es beruht auf zahlreichen Erfahrungen und unzähligen Beobachtungen während vier Jahrzehnte praktischer Tätigkeit als Ganzheitsmediziner und es kombiniert diese Erfahrungen mit dem aktuellen Stand wissenschaftlicher Erkenntnisse.

Das Buch wurde neben einigen lustigen Cartoons auch mit grafischen Hinweiszeichen an jenen Stellen versehen, die entweder den Charakter einer Empfehlung oder einer Warnung bzw. einer kritischen Überlegung aufweisen.

Die Empfehlungen werden dabei jeweils von dem am Rand dargestellten Apfel-Symbol markiert.

Auf die kritischen Hinweise wird durch ein anderes Apfel-Symbol aufmerksam gemacht (vgl. Grafik am Rand).

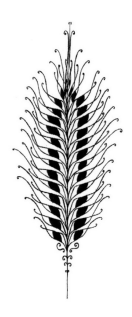

Allgemeine Vorüberlegungen

Urnahrung und Ernährungsanthropologie

In diesem Kapitel geht es um folgende Themen:

- **Geschichtlicher Hintergrund der Ernährung**
- **Eigenschaften unserer „Urnahrung"**

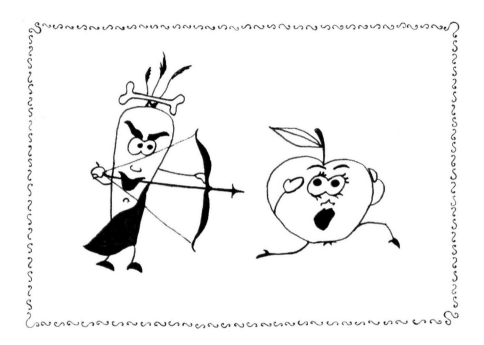

Geschichtlicher Rückblick

Es ist circa vier Milliarden Jahre her, seit sich aus einer Gaswolke bestehend aus den Hauptbestandteilen Wasserstoff (H), Kohlenstoff, (C) Stickstoff, (N) Sauerstoff (O), Helium (He) Lithium (Li), Beryllium (Be) sowie Bor (Bo) die ersten Aminosäuren, Kohlenhydrate und damit die Grundsubstanz für die ersten Einzeller bildeten.

Die ersten 3,8 Milliarden Jahre erfolgte die Vermehrung dieser Grundbestandteile des Lebens durch Zellteilung. Das bedeutete eine quasi Unsterblichkeit.

Vor circa einer Milliarde Jahren entstanden die ersten Vielzeller durch Symbiose von Einzellern. Die Urkeimzellen waren weiter unsterblich, der sie umhüllende Körper unterlag aber bereits dem Altern und in weiterer Folge dem Tod, sobald seine Aufgabe, nämlich die sexuelle Übertragung der Erbinformation, erledigt war. Mit Beginn der Sexualität wurde also bereits biologisches Altern und Tod in das Leben eingeführt. Dies gilt bis zum heutigen Tage beim hochentwickelten Menschen (homo sapiens). Bei diesem sind auch heute noch die Keimzellen sowie die Blutstammzellen biologisch unsterblich.[1]

Anschließend begann eine Phase der Entwicklung im Wasser, der Wechsel auf das Land als Amphibien, danach erfolgten etwa 400 Millionen Jahre Entwicklung auf dem Land. Pflanzen und Tiere wurden der Luft und dem Land ausgesetzt um sich so an das Landleben anzupassen. Die Meerespflanzen wurden zu Landmoosen. Vor 200 Millionen Jahren gab es bereits große Pflanzen, Reptilien und Vögel. Das war die Zeit der Dinosaurier, der fliegenden Reptilien, der Farnbäume, Schachtelhalme und Koniferen (Nadelholzgewächse). Den Höhepunkt erreichten sie vor etwa 100 Millionen Jahren. Die Temperaturen zu dieser Zeit waren sehr hoch, die Feuchtigkeit vermutlich ebenfalls. Danach ging, wodurch auch immer ausgelöst, die Temperatur der Erdatmosphäre allmählich zurück. Vor 64 Millionen Jahren begann die Ausrottung der Riesen. Ca. 50 Millionen Jahre dauerte die Entwicklung der Säugetiere und Pflanzen. Es ist anzunehmen, dass vor 15 bis 20 Millionen Jahren die ersten menschenähnlichen Wesen existierten; etwa zeitgleich mit der Entstehung der Kräuterkörner als Samen im Pflanzenreich. Es entspricht dem letzen Abschnitt in der Entwicklung der Menschheit. Vor etwa einer Million Jahren, mit Beginn der Eiszeiten - Günz, Mindel, Riß und Würm - begann die Geburt der Kultur des „homo sapiens". Es begann die Zeit, in welcher der Mensch jene, anderen Wesen überlegene Intelligenz entwickelte, die ihn dazu befähigte, die Herrschaft über die Welt zu übernehmen. Der schon seit 280.000 Jahren lebende Neandertaler war bereits im Besitz des Feuers, welches schon etwa vor 600.000 Jahren in Verwendung war, wie Höhlenfunde aus China beweisen. Dadurch konnte er sich auch bedeutend besser an die Umgebung anpassen. Die Benutzung des Feuers war jener Schritt, der den Menschen deutlich vom Tierreich wegführte. Das betrifft sowohl die Anpassung an

---

[1] In diesem Zusammenhang ist interessant, dass normale, gesunde Zellen das Enzym Telomerase verloren haben (dadurch können sich die am Ende der Chromosomen sitzenden Schutzkappen, sogenannte Telomere wieder erneuern) während Krebszellen diese Eigenschaft durch Aktivierung der Telomerase wieder zurückgewonnen haben.

die zu dieser Zeit erforderliche Nahrung als auch die Werkzeugherstellung, an Behausung und Bekleidung. Es war der erste Schritt auf seinem Weg zu Zivilisation, Kultur und Wohlstand. Der Neandertaler wurde vom Cromagnon abgelöst. Das liegt ca. 50.000 bis 100.000 Jahre zurück. Die Vorfahren aus dieser Zeit waren stetig auf Wanderschaft. Funde von Reisstroh und Getreidekörnersäcken sind 30.000 Jahre alt.

Dagegen ist die Sesshaftigkeit der Menschen eine sehr junge Angelegenheit und nicht älter als 10.000 Jahre.

Dieser Ausflug in die Entwicklungsgeschichte des Menschen wurde gemacht, weil es interessant ist zu wissen, wie sich der Mensch von der Urnahrung bis in die heutige Zeit mit Zivilisationskost bzw. deren negativsten Formen dem „Junk Food" entwickelt hat.

Archäologische Funde von Waffen, Werkzeugen Tierknochen, Meerestierschalen und menschlichen Wohnstätten weisen darauf hin, dass in Zeiten kälterer Klimaperioden die Gewohnheit des Fleischessens zumindest als Zusatznahrung üblich war, um so das Überleben zu gewährleisten.

Wussten Sie, dass der erste Mensch kein überwiegender Fleischfresser war? Das lässt sich aus den fehlenden Reißzähnen in seinem Gebiss ableiten, ohne welche es ihm vor der Erfindung des Feuers wohl schwer gefallen sein müsste, rohe Beutetiere zu verzehren.

Funde von Hominiden, die etwa 5,5 Millionen Jahre alt sind sowie auch jüngere Funde weisen jedoch darauf hin, dass die für den Fleischverzehr typischen spitzen Eckzähne fehlten, so dass man annehmen muss, dass in dieser Zeit vorwiegend Pflanzen, Samen und Nüsse sowie Wurzeln und Gemüseknollen verzehrt wurden. Auch der Kiefer des Cromagnon, einer der jüngeren Vorfahren des Homo Sapiens, hat keine spitzen Eckzähne, wie dies bei typischen Fleischfressern üblich ist.

Soweit sich die Ernährung des Menschen in den letzten 10.000 bis 12.000 Jahren zurückverfolgen lässt, war der pflanzliche Nahrungsanteil immer überwiegend, was für den Säure-Basen-Haushalt bzw. dessen Gleichgewicht von besonderer Bedeutung war. Erst im vergangenen Jahrhundert und davon besonders in den letzten 50 Jahren ist jene sensationelle Wende eingetreten, dass sich die Menschheit in den sogenannten zivilisierten

Ländern übermäßig von Fleisch ernährt. Die Beschaffenheit, insbesondere die Art sowie Länge unseres Darmes lässt jedoch auch den Schluss zu, dass unsere Vorfahren nie reine Pflanzenfresser waren.

Frugivoren (Affen) haben wiederum größere und weiter auseinander stehende Zähne, die besser zum Früchte essen geeignet sind. Die Zähne der Hominiden sind dagegen ohne Zwischenräume eng aneinander geordnet. Außerdem sind die Zähne der Hominiden kleiner als die der Affen. Sie haben wesentlich stärkere Backenzähne, die im Fachausdruck als „Molaren" bezeichnet werden, was darauf hinweist, dass sie vorwiegend oder ausschließlich zum Mahlen von fester Nahrung gedacht sind. So kann man den Schluss ziehen, dass von den 32 Zähnen eines Erwachsenengebisses 20 Mahlzähne (fünf Achtel) zum Zermahlen von Samen und fester Nahrung, 8 Schneidezähne (zwei Achtel) zum Schneiden von Obst, Gemüse sowie 4 Eckzähne (ein Achtel) zum Zerreißen von festeren Nahrungsmitteln - zu denen auch Fleisch gehört - bestimmt sind.

Das Feuer befähigte den Menschen Waffen herzustellen und diese bei der Jagd zu verwenden. Der vorhistorische Mensch wurde damit zum Fleischesser, obwohl er auf Grund der Evolution nicht dafür zugeschnitten war. Der biologisch dafür vorgesehene Fleischfresser verzehrt das Fleisch roh und mit den Knochen. Nur dadurch hat er eine biologisch vollwertige Nahrung, die er durch gelegentliche Aufnahme pflanzlicher Nahrung ergänzt.

Die Beschaffenheit unseres Gebisses lässt jedenfalls darauf schließen, dass unsere Vorfahren sich mit Wurzeln, Samen, Nüssen, Früchten, Knollen, Blättern, bzw. nach der Entdeckung des Feuers auch mit tierischer Kost ernährt haben.

Die Nutzung von Getreide, welches eine hohe Nährstoffdichte bei langer Lagerfähigkeit besitzt, sowie die Tierhaltung (Haustierhaltung von Kühen und Milchnutzung) leiten eine neue Ära ein. Eine Ära, auf die der Mensch nach langer Zeit als Sammler und später auch als Jäger genetisch noch nicht ausreichend adaptiert zu sein scheint; besonders dann, wenn ihn seine neuesten Errungenschaften der technischen Zuhilfenahme der maschinellen Nahrungsaufbereitung zu weit weg von seiner Urnahrung bringen.

Die Veränderungen der Lebensbedingungen in der Umwelt sowie die daraus resultierenden Veränderungen der Ernährungsmodalitäten, besonders die veränderten Verhältnisse in der Land- und Viehwirtschaft in den letzten 10.000 Jahren, sind immens. Man begreift heute in zunehmendem Maße, dass diese Zeitspanne für eine Anpassung des menschlichen Genoms aus evolutionärer Sicht viel zu kurz ist. Die Folge davon ist eine fehlende Übereinstimmung der genetisch vorbestimmten Biologie unserer Vorfahren mit den Ernährungs- und Bewegungsgewohnheiten der heutigen Bevölkerung. Die hauptsächlichen Veränderungen betreffen die Menge und Zusammensetzung der Fette sowie der aus Kohlenhydratmast resultierenden „glykämischen Last" (Überzuckerung) sowie der Makro- und Mikronährstoffe, der geänderten Verhältnisse von Natrium und Kalium (durch freie Verfügbarkeit von Kochsalz). Das Bedeutendste dabei ist wohl die daraus resultierende Veränderung im Säure-Basen-Gleichgewicht, auf deren Auswirkungen noch ausführlich eingegangen wird.

Eigenschaften der Urnahrung

Was man mit Sicherheit von der Urnahrung sagen kann, ist:

- Sie war *vollwertig*, d.h. die Nahrung bestand aus ganzen Samen Knollen, Kleintieren, Gräsern usw.

- Sie war außerdem *vital*, d.h. lebendig, zu allererst Rohkost unter Erhalt aller Enzyme, Vitamine, Antioxidantien etc.

- Schließlich war die Nahrung *harmonisch*, das heißt angepasst an den Lebensraum, die Jahreszeit, das Klima sowie an die individuellen Bedürfnisse der Menschen.

 Diese *3 Grunderfordernisse* sollten auch heute bei der Beurteilung richtiger Ernährung berücksichtigt werden.

Dass sich unsere Vorfahren regelmäßig und intensiv körperlich betätigten war eine Voraussetzung um ihren Lebensunterhalt sicherzustellen. Wenn es ihnen dabei gelang Reserven (Fettreserven) anzulegen, dann diente dies der Sicherstellung des Überlebens in Notzeiten. Das daraus entwickelte genetische Programm ist jedoch bis heute geblieben, so dass der Körper bei vermehrter Nahrungsaufnahme der Meinung ist diese als Fettdepots für Notzeiten speichern zu müssen.

Allgemein kann man sagen, dass die Erfindung des Feuers und daraus folgend die Fähigkeit Nahrung besser auszuwählen, zuzubereiten und zu kochen, eine höhere Kultur geschaffen hat. Da jedoch der Umweg beim Verzehr tierischer Produkte ein Fünf- bis Zehnfaches an pflanzlichen Nahrungsmitteln verbraucht, muss man sich ernsthaft die Frage stellen ob sich die Menschheit diesen Luxus weltweit auf die Dauer leisten kann.

Man kann demzufolge sagen, dass der Mensch zu den geeigneten Lebewesen zählt, welche die verschiedensten Sorten von Nahrung in sich aufnehmen und verarbeiten können.

Sicher ist auch, dass die Kochkultur einer Gesellschaft mitverantwortlich für deren allgemeine kulturelle Entwicklung ist.

Jede Nahrung, die der Mensch zu sich nimmt, wird im Körper teilweise oder ganz verstoffwechselt und beeinflusst neben der dabei entstehenden Energie die Qualität des Blutes, des Bindegewebes, der inneren Organe, der Knochen, der Haut, der Drüsen, der Muskeln, der Nervenzellen sowie die daraus resultierenden Wirkungen auf das psychische Verhalten. Jeder einzelne Teilaspekt der Nahrung ist dabei verantwortlich für eine ideale Ausgewogenheit und Harmonie des Fließsystems Körper.

Die Relation der Mineralien muss stimmen, ebenso die Relation von Eiweiß, Kohlenhydraten, gesättigten und ungesättigten Fetten. Zusätzlich werden Vitamine, Vitaminoide, Spurenelemente, sekundäre Pflanzenstoffe, Enzyme und Wasser benötigt. Die Bedeutung der sogenannten Ballaststoffe spielt für die im Darm lebenden Milliarden von Darmbakterien eine große Rolle. Diese helfen bei der Verdauungsvorbereitung ebenso wie sie auch mitbestimmend bei der Verstoffwechselung und der Aufnahme von Nährstoffen mitwirken. Sie spielen auch eine Rolle bei der Produktion von Vitaminen und es wird sogar behauptet, dass sie bei der Produktion von lebenswichtigen Aminosäuren eine Rolle spielen.

Auf die unterschiedlichen Nährstoffe gehen wir im Detail im nächsten Abschnitt ein. Zunächst interessiert uns aber das ganz zentrale Verhältnis und Zusammenspiel von Säuren und Basen im menschlichen Körper. Diese „chemische Grundgleichung" kann als die Basis für das weitere Verständnis ernährungswissenschaftlicher Fragen angesehen werden.

Zusammenfassend kann man sagen:

- Der Mensch scheint entwicklungsgeschichtlich weder ein reiner Fleisch- noch ein reiner Pflanzen- bzw. Fruchtesser zu sein.
- Von unserer Urnahrung lässt sich aber unabhängig davon sagen, dass sie vollwertig, vital und harmonisch war. Dies sollte idealerweise auch für die Ernährung von heute gelten.
- Stattdessen ist ein- seit dem letzten Jahrhundert- exorbitant ansteigender Fleischkonsum und die Überzuckerung zu verzeichnen. Die damit verbundenen chronischen Gleichgewichtsstörungen des Säuren-Basen-Haushaltes sind verheerend.
- Von der menschlichen Fähigkeit, sich jeder neuen Ernährungskultur anzupassen, bleiben die genetisch programmierten Verstoffwechselungsprozesse unberührt. Diese nachteilige Diskrepanz zwischen zugeführter Nahrung und ihrer tatsächlich effektiven Verwertung ist auch konkret und kollektiv spürbar - beispielsweise sei hier der autonome Fettdepotanbau in Zeiten des Überschusses erwähnt.
- Von großer Bedeutung ist die Erkenntnis, dass weniger die Quantität einzelner isolierter Bestandteile, als deutlich mehr das Verhältnis der Nährstoffe zueinander, maßgeblich ist für einen langanhaltenden Schutz als Funktion einer ausgewogenen Ernährung. Daraus ergeben sich vor allem weitreichende Implikationen für die Erfordernisse einer umfassenden, erfolgreichen Ernährungsumstellung.

Säure-Basen-Haushalt

In diesem Kapitel geht es um folgende Themen:

- **Funktionsweise des Säure-Basen-Haushaltes im Körper**
- **Messung von Säuren und Basen**
- **Azidose (Übersäuerung) und ihre Folgen**
- **Schlacken im Körper**

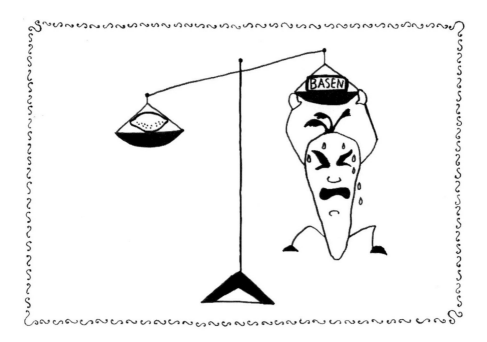

Im menschlichen Organismus fallen sowohl aus körpereigener Produktion als auch durch Zufuhr über die Nahrung ständig Wasserstoff-Ionen (H+) an. Die Konzentration der Wasserstoff-Ionen, ausgedrückt im p.H.-Wert muss aber innerhalb eines engen Bereiches sowohl im Blut als auch in den Körperzellen, sowie auch außerhalb dieser im so genannten extrazellulären Raum oder Bindegewebe konstant gehalten werden. Größere Abweichungen in den sauren oder basischen Bereich sind mit der Aufrechterhaltung des Lebens nicht vereinbar, weshalb der Organismus Regulationssysteme auch Puffer genannt, verwendet um diese notwendige p.H.-Konstanz aufrecht zu erhalten.

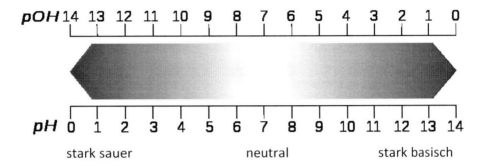

pOH 14 13 12 11 10 9 8 7 6 5 4 3 2 1 0

pH 0 1 2 3 4 5 6 7 8 9 10 11 12 13 14

stark sauer · · · · · · · · · · · · · · · · neutral · · · · · · · · · · · · · · · · stark basisch

Der Begriff p.H. leitet sich vom lateinischen „pondus hydrogenii" oder auch „potentia hydrogenii" ab, wobei „pondus" das Gewicht und „potentia" die Kraft bedeutet und „hydrogenium" Wasserstoff. Ein p.H.-Wert < 7 entspricht dabei einer Lösung mit saurer Wirkung, ein p.H.-Wert gleich 7 entspricht absolut reinem Wasser oder einer neutralen Lösung und p.H.-Werte > 7 entsprechen einer alkalischen Lösung (basische Wirkung).

Während die Komplementär- oder Alternativmedizin behauptet, dass überschüssige Säuren im extrazellulären Raum zwischengelagert werden oder nach ihrer Neutralisation mit Mineralien dort als Schlacken deponiert werden, wendet die naturwissenschaftliche Medizin ein, dass weder Schlacken noch Säuren im Bindegewebe nachweisbar seien.

Für das menschliche Blut wird ein p.H.-Wert von 7,35 bis 7,45 angegeben. Das Blut ist somit leicht basisch, während der Urin schwankt. Bei kranken Personen kann er stark sauer werden, bis etwa p.H. 4, bei gesunden Babys und Erwachsenen nach Mahlzeiten zu Zeiten der Basenflut kann er Werte um p.H. 8 erreichen.

Die Herzmuskelzellen sowie die Körperzellen, in welchen ständig Energieprozesse stattfinden, sind leicht sauer mit 6,9 oder etwas darunter. Das Bindegewebe sollte einen p.H.-Wert von 7,2 aufweisen. Konzentrierte Salzsäure hat -1 bis 0, der saure Magensaft weist einen p.H.-Wert von 2 auf, Speise-Essig hat etwa 3, Wein 4 bis 5, Kaffee 5, der Speichel 6 bis 7, bei längerem Kauen wird der Mundspeichel basischer. Die Galle hat p.H.

8, das Dünndarmsekret ebenfalls 8, Ammoniak konzentriert 12 und Natronlauge 14.

Wasser hat die chemische Formel H_2O und spaltet sich in sehr geringem Ausmaß in H+ und OH- Ionen – das sind elektrisch positiv oder negativ geladene Atome. Im neutralen Zustand halten sich H+ und OH- Ionen die Waage. Um komplizierte Schreibweisen mit Hochzahlen zu vermeiden, hat man sich auf den p.H.-Wert geeinigt. Dieser stellt den negativen dekadischen Logarithmus der Wasserstoff-Ionen-Konzentration dar und damit ein Maß für den sauren oder basischen Wert einer Lösung. Das bedeutet bei einer Skala von 1 bis 14, dass Wasser den p.H.-Wert von 7 einnimmt. Reines Wasser enthält demnach gleich viel H+- wie OH--Ionen, nämlich 10 hoch minus 7 oder ein Zehnmillionstel. So kommt auf 10.000 Liter Wasser 1g geladene Ionen. p.H. 0 bedeutet eine maximale Wasserstoff-Ionen-Konzentration, p.H. 14 eine maximale OH- oder Hydroxyl-Ionen-Konzentration.

p.H.-Messungen sind einfach durchzuführen. Sie werden z.B. mit Hilfe von Farbstoffen durchgeführt, die auf eine Änderung des p.H.-Wertes mit Farbänderungen reagieren. Das bekannteste Beispiel ist Lackmus welches im Lackmuspapier Verwendung findet. Methylorange, Kongorot oder Phenolphtalein sind andere p.H.-Indikatoren. Auch Schwarz-Tee reagiert bei Zufuhr von Zitrone mit einer Farbänderung, welche durch eine Änderung des p.H.-Wertes verursacht wurde.

Wussten Sie, dass in Flüssigkeiten Säuren sauer schmecken, während Basen eher zur Geschmacksrichtung bitter tendieren?

Wenn Säuren mit Basen reagieren entstehen neutrale Verbindungen, die nicht mehr aggressiv sind und als Salze normalerweise problemlos ausgeschieden werden.

Liegen Basen in einer wässrigen Lösung vor, nennt man sie Laugen. Zur Basenbildung dienen vor allem mineralische Stoffe wie Kalium, Kalzium, Magnesium, Natrium, Eisen. Kali-Lauge und Natron-Lauge sind zwei der am häufigsten vorkommenden Laugen.

Im Organismus eines gesunden Menschen befindet sich der p.H.-Wert im leicht basischen Bereich. Um die im Stoffwechsel produzierten Säuren zu neutralisieren und damit ausscheidungsfähig zu machen, braucht der Körper ein entsprechendes Potential an basischen Mineralstoffen.

Die Konstanz des p.H.-Wertes sowohl innerhalb der Zellen als auch im extrazellulären Bereich und im Blut ist von besonderer Bedeutung für physiologische Reaktionen des Organismus. Es werden dadurch Enzym-Aktivitäten, Gefäß-Reaktionen, die Sauerstoff-Bindungsfähigkeit von Hämoglobin, dem roten Blutfarbstoff sowie der Mineralstoff-Austausch im Zellbereich beeinflusst.

Eine Übersäuerung führt zur Erregung des sympathischen Nervensystems (Sympathikus), Temperaturanstieg, Blutdruck- und Pulsschlag-Erhöhung, verspannter Muskulatur, erhöhtem Blutzucker, erhöhter Entzündungsbereitschaft, Schlafstörungen und schlechter Stimmung.

Eine Störung im Säure-Basen-Gleichgewicht führt auch zu vermehrtem Auftreten von Pilzen wie Fuß-, Nagel- oder Hautpilz sowie anderer Parasiten und vermehrter Neigung zu Infekt-Anfälligkeit durch Viren und Bakterien.

Stoffwechsel im gesunden, leicht basischen Bereich führt entsprechend zu einem ausgeglichenen Nervensystem (Parasympathikus-Vagus) mit normaler Temperatur und Blutdruck, entspannter Muskulatur und guter Stimmung.

Stoffwechsel von Säuren und Basen

Metabolisierbare Säuren und Basen (jene, die vom Stoffwechsel abgebaut werden können, nachdem sie entweder durch die Nahrung zugeführt oder im Stoffwechsel gebildet wurden) sollten im gesunden Organismus durch Abbau auch wieder ausgeschieden werden. Übersäuerungen sollten bei dieser Gruppe von Säuren nur bei Stoffwechselstörungen vorkommen. Überschreitet die Menge der metabolisierbaren Säuren allerdings die Abbau-Kapazität, müssen sie wie die nicht verstoffwechselbaren Säuren oder Basen von der Niere ausgeschieden werden oder - sofern deren Ausscheidungskapazität überlastet ist - einer Zwischenlagerung zugeführt werden.

Die Zufuhr von H+ Ionen (Säurezufuhr) erfolgt etwa je zur Hälfte durch Nahrungszufuhr und Eigenproduktion im Stoffwechsel. Der Basenverlust durch den Stuhl (HCO_3-), der etwa ein Drittel der H+ Produktion verursacht ist von der Nahrungszufuhr weitgehend unabhängig.

Eine wichtige Rolle zur Aufrechterhaltung und Regulation des p. H. Wertes spielen die Puffersysteme, die eine zu starke Veränderung verhindern.

Im Blut wird die Pufferfunktion hauptsächlich vom Bicarbonatpuffer (HCO_3^-) und vom Hämoglobin, zum geringeren Anteil vom Bluteiweiß ausgeübt. Blutarmut kann diese Funktion wesentlich beeinträchtigen.

Die Pufferkapazität der Gewebe ist bedeutend größer als die des Blutes, weshalb bei Überlastung der Puffersysteme des Blutes Säuren so rasch wie möglich abgegeben werden, um den lebenswichtigen Blut-p.H.-Wert aufrecht zu erhalten. Insgesamt ist der Bestand an Puffersubstanzen innerhalb der Zellen größer als außerhalb derselben. Besonders erwähnenswert ist die Pufferkapazität des Knochens, der mit seinem Kalziumphosphat sowie seinem Carbonatgehalt einen wichtigen Lieferanten zur Neutralisierung von Säuren bereitstellt.

Neben der Lunge, der die Aufgabe des Abatmens von Kohlensäure zukommt, spielen Niere und Leber eine bedeutsame Rolle bei der Ausscheidung von Säuren.

Die Niere hat eine mehrfache Aufgabe. Einerseits ist sie für die Rückresorption von Bicarbonat verantwortlich. Für das HCO_3^- Ion besteht jedoch eine Schwelle, die nur gering über der physiologischen Konzentration liegt und somit leicht überschritten wird. Darüber wird Bicarbonat mit dem Harn ausgeschieden.

Die zweite Aufgabe liegt in der Ausscheidung freier Säuren. H+ Ionen, die in freier Form ausgeschieden werden, bestimmen den p.H. Wert des Urins. Bestimmungen des Harn-p.H. Wertes betreffen diese Form der Säureausscheidung, die jedoch nur circa ein Prozent der gesamten Säureelimination darstellt.

Die restlichen Säuren, die von der Niere eliminiert werden, sind die sogenannten titrierbaren Säuren. Dabei handelt es sich um Verbindungen, welche H+ Ionen binden und in gebundener Form zur Ausscheidung kommen. Eine solche Verbindung erfolgt z.B. mit Phosphat, welches jedoch nicht unbeschränkt zur Verfügung steht. Eine weitere Form der gebundenen Ausscheidung erfolgt durch das Ammonium. Dabei spielt die Aminosäure Glutamin eine Rolle, die für die Ammoniakproduktion zur Verfügung gestellt wird. Die Leber hat dabei die Aufgabe den Glutaminstoffwechsel zu steuern. Bei sauren Plasma-p.H.-Werten wird der Abbau von Glutamin von der Leber zur Niere verschoben, wodurch der Niere mehr an ausscheidungsfähigem NH_3 zur Verfügung steht und diese ein H+ zusätzlich aufnehmen und zur Ausscheidung bringen kann. Gleichzeitig mit diesem Vorgang erfolgt ein geringerer Verbrauch von Bicarbonat (HCO_3-) für die Harnstoffsynthese, wodurch dem Organismus mehr Bicarbonat für seine Pufferfunktionen zur Verfügung steht.

Man sollte annehmen, dass die Summe dieser Puffersysteme ausreicht, um jede Möglichkeit einer Übersäuerung zu verhindern. Diese Annahme wird jedoch durch mehrere Fakten relativiert. Einerseits nimmt die Fähigkeit der Niere zur Säureelimination mit zunehmendem Lebensalter ab, andererseits sind Puffersysteme wie der Phosphatpuffer aus dem Knochen begrenzt und müssen ständig regeneriert werden. Findet diese Erneuerung nicht statt, so ist die unausweichliche Folge davon ein Abbau von Knochensubstanz.

Zur Übersäuerung tragen neben einer Säurezufuhr durch die Nahrung auch psychische Ursachen wie Stressfaktoren, Frustration und Überlastungssituationen bei. Vor allem raffinierte und denaturierte Nahrung führt dem Körper auf Grund der fehlenden Mineralstoffe Säure- bildende Stoffe zu. Der Großteil der Zivilisationskost wie Zucker, Süßstoffe, Süßspeisen, von Keimling und Randschichten befreite Getreidesorten (Feinmehl, weißer Reis usw.), Käse, Brot, Fleisch etc. bildet im Körper Säuren. Auch Bewegungsmangel kann zur Übersäuerung beitragen, indem durch die Verminderung der Durchblutung Säure nicht abgegeben werden kann. Aber ebenso führen Überanstrengungen zu erhöhter Säurebelastung in Muskeln und Bindegewebe. Weitere Ursachen sind Gärung im Darm sowie Herz-Nieren- Leberstörungen.

Zur Produktion verschiedener Säuren kann folgendes gesagt werden:

- (Ketosäuren) entstehen auch bei Gewichtsabnahme oder Fasten.
- Muskelarbeit (besonders ohne ausreichend Sauerstoff) liefert Milchsäure.
- Salzsäure entsteht bei Stress, Angst und Ärger.
- Oxalsäure ist in Rhabarber, Spinat, Kakao, Schokolade, Roten Rüben und in Tee enthalten.
- Gerbsäure ist in schwarzem wie auch in grünem Tee vorkommend.
- Salpetersäure ist in gepökelten Fleisch und Wurstwaren enthalten.

- Im Kaffee sind die Chinasäure, Kaffeesäure und Chlorogensäure enthalten.
- Harnsäure kommt von Fleisch und körpereigenem Zellabbau.
- Säurezufuhr (Phosphor und Schwefelsäure) über die Nahrung erfolgt generell nach Verzehr von Eiweißstoffen.
- Schwefelsäure entsteht besonders bei der Verstoffwechselung von Schweinefleisch.
- Fleisch liefert zusätzlich Harnsäure. Diese entsteht auch beim Zellzerfall und Abbau von Körperzellen.
- Essigsäure entsteht beim Abbau der Kohlenhydrate, von Süßwaren und von Fetten.

Basische Einflüsse erfolgen durch Basenzufuhr über die Nahrung (hauptsächlich pflanzliche Nahrung), Säureausscheidung über die Niere und den Darm, über die Lunge durch Abatmen von Kohlensäure und durch die Zufuhr basischer Nahrungsergänzungsmittel (Mineralsalzgemische). Grundsätzlich müssen Basen immer zugeführt werden, da sie der Körper nicht erzeugen kann.

Wussten Sie, dass saure Lebensmittel basisch wirken können?

Manche Lebensmittel reagieren sauer, wenn man sie mit einem p.H.-Messstreifen misst. Das bedeutet jedoch nicht, dass sie im Körper auch säurebildend wirken müssen. So hat eine Zitrone eindeutig einen (sogar stark) sauren p.H.-Wert. Da die entscheidende Komponente aber die Verstoffwechselung ist, lautet das Resultat bei der Zitrone: basisch.

Der saure Geschmack in Früchten wird meist durch diverse Fruchtsäuren bestimmt (Zitronensäure, Apfelsäure, Weinsäure). Während der Reifephase wird vermehrt Zucker gebildet, wodurch sich zwar der Geschmack, nicht aber der p.H.-Wert der Frucht ändert.

Kaffee weist einen sauren p.H.-Wert auf, weil er als Inhaltsstoff unter anderem auch Kaffeesäure enthält. Zusätzlich wirken die Röststoffe im Magen säurelockend auf die Salzsäureproduktion des Magens.

Limonaden, wie auch Cola-Getränke enthalten meist Phosphorsäure, diese macht als anorganisches Säuerungsmittel die Getränke sauer.

Tee wirkt durch das beim Aufguss freigesetzte Gemisch an Flavonoiden, Tein, Theobromin und Theophyllin leicht basisch sofern es sich um qualitativ hochwertige Produkte handelt. Entscheidend ist auch der Anteil an Gerbsäuren. Bei längerem Ziehen werden diese vermehrt freigesetzt.

Milch sollte nach der Lieferung vom Bauern an die Molkerei leicht basisch sein. Wenn sie nicht mehr frisch ist, bilden sich eine Reihe von organischen Säuren, besonders die Milchsäure, wodurch sich auch der p.H.-Wert messbar verändert. Entscheidend für den Säure-Basen-Haushalt ist jedoch nicht der Ausgangswert, sondern die Beurteilung dessen, was nach der Verdauung und nach der Verstoffwechselung herauskommt.

Alle Grundstoffe der Nahrung, Kohlenhydrate, Eiweiß und Fette sind Säurebildner. Im gesunden Organismus und bei ausreichender Basenzufuhr ist für Neutralisation und Ausscheidung der überschüssigen Säuren durch die Niere gesorgt. Ein zu viel an Säuren über längere Zeit führt unweigerlich zu Übersäuerung und Verschlackung.

Die Einteilung der Lebensmittel in „Saure" und „Basische" bezieht sich immer auf einen gesunden Magen-Darmtrakt. Auch basische Nahrungsmittel können bei Gärungs- und Fäulnisprozessen im Darm sauer wirken. So kann auch Obst und Gemüse bei Gärungsprozessen im Darm zur Bildung von Alkohol führen (meist Fuselalkohole), die sauer reagieren und die eigentlich basische Wirkung des Gemüses zerstören können.

Eiweiß führt beim Abbau zu Aminosäuren, von denen die meisten sauer reagieren. Auch die Fette werden nach ihrer Emulgierung durch die Gallensäuren von den Lipasen in Fettsäuren und Glycerin gespalten. Die Kohlenhydrate werden - sofern genügend Enzyme zur Verfügung stehen - in Glucose-Einheiten zerlegt, welche in der Körperzelle normalerweise aerob (unter Sauerstoffbeteiligung) im Zitratzyklus unter Beteiligung von ADP (Adenosindiphosphat) zu Wasser, Kohlendioxid und ATP (Adenosintriphosphat) als Energielieferant für die Zelle abgebaut werden. All das Kohlendioxid, welches nicht abgeatmet werden kann, wird zu Kohlensäure, welche in diesem Fall auch zur Übersäuerung beiträgt. Die Kohlensäure spaltet sich zu einem gewissen Prozentsatz in das Bicarbonat und das Wasserstoffproton. (H_2CO_3 gibt $H+$ + HCO_3-) Das Bikarbonat wird in den Verdauungsdrüsen gebraucht und hat auch eine wichtige Funktion für das im Leberrhythmus (Säurespeicherung ab 5 Uhr Früh und Säureabgabe während der Nachtstunden) und nach den Mahlzeiten auftretende „Basenfluten".

Die beim Kohlenhydratabbau entstehenden Protonen können die Zellen ansäuern. Die Alternative ist die Rückreaktion der Kohlensäure zu CO_2 und H_2O (Kohlendioxid und Wasser). Da sich aber in der Zelle kein Kohlendioxid anhäufen soll, kann diese Reaktion nur dann erfolgreich ablaufen, wenn das Kohlendioxid über das Blut und danach über die Lunge abgeatmet werden kann.

Wussten Sie, dass tiefe Atemzüge den Körper von überschüssiger Säure befreien?

Die Fettsäuren liefern durch die beta-Oxiydation den wesentlichen Energiebeitrag, den Rest bildet die Acetessigsäure, die als organische Säure in der Zelle wirkt.

Alles, was wir durch die Nahrung aufnehmen, wird kurzfristig oder endgültig zu Säure oder Base. Das Zusammenfügen von Säuren und Basen gibt Salze. Der Magen macht aus dem Salz (Natriumchlorid) wieder Säure und Base, indem er das NaCl aufspaltet.

Während Basen, die der Organismus nicht benötigt, rasch ausgeschieden werden, können Säuren zurückgehalten und im Bindegewebe zwischengelagert werden. So kann etwa die bei der Muskelarbeit anfallende Milchsäure nur dann im Bindegewebe zwischengelagert werden, wenn dort noch freier Platz ist. Das bedeutet, dass keine anderen Säuren wie etwa Salzsäure aus der Kochsalzspaltung, oder andere Säuren den Platz im Bindegewebe besetzen. Ist dies der Fall, kann die Milchsäure aus dem Muskel zur lokalen Übersäuerung und bei gleichzeitigen Mikrofaserrissen im Muskel zum schmerzhaften Muskelkater führen. Während die anfallende Milchsäure im Muskel zur raschen Ermüdbarkeit führen kann, wird die Kohlensäure in der Regel über die Lunge abgeatmet. Alle anderen Säuren werden zum Großteil über die Niere, ein geringer Teil über Stuhl und Schweiß ausgeschieden. Im Normalfall sollte ein bis eineinhalb Stunden nach einer Mahlzeit ein basischer p.H.-Wert im Harn messbar sein.

Bei Basenmangel greift die Niere zu Sparmaßnahmen indem sie Basen aus den ankommenden Salzen rückresorbiert und stattdessen freie Säuren ausscheidet. Wenn auch das nicht mehr ausreicht, muss das Kalziumdepot des Knochens und Mineralien aus den Körperzellen zur Pufferung herangezogen werden.

Die Übersäuerung des Bindegewebes hat aber noch weitere negative Folgen. So wird der Magen auch ohne Nahrungsaufnahme angeregt, Natronlauge durch Kochsalzspaltung zur Neutralisierung der gespeicherten Säuren zu liefern. Das führt jedoch dazu, dass im Magen ohne Nahrungsaufnahme auch Säure produziert wird. Schließlich entsteht dadurch auch die Übersäuerung des Magens mit den häufigen Folgeerscheinungen wie Reizung der Magenschleimhaut (Gastritis), Blähungen und Sodbrennen. Dadurch, dass die Natronlauge zur Gänze zum Abtransport von Säuren aus dem Bindegewebe benötigt wird, gibt es kein Basenfluten mehr. Die Niere gewinnt als Notmaßnahme aus dem Harn Alkali zurück ins Blut.

Die letzte Konsequenz ist dann die, dass es zu einer Erschöpfung des Magens kommt, so dass er nicht mehr ausreichend Säure produziert (er wird anacid). Das bedeutet aber gleichzeitig, dass er auch keine Bicarbonate mehr zur Verfügung stellt. Der Harn bleibt in diesem Stadium durchgehend sauer. Es gibt kein Basenfluten mehr. In diesem Stadium besteht die Gefahr des Absterbens von Gewebe durch chronische Übersäuerung (Herzinfarktgefahr).

Bleibt dieser Zustand länger bestehen, werden Sehnen und Bänder sowie der Knochen in Mitleidenschaft gezogen.

Bei länger bestehender Azidose wird Kalzium aus dem Knochen zur Neutralisierung der Säuren abgebaut. Die Folge davon ist die besonders im Alter auftretende Osteoporose, wenn die Nieren ihre Funktionstüchtigkeit teilweise einbüßen und den Säureüberschuss nicht mehr kompensieren können. Kalzium kann von der Niere nicht zurückgewonnen werden und wird nunmehr vermehrt mit dem Harn ausgeschieden. In diesem Stadium ist auch die Steinbildungsgefahr in der Niere erhöht, besonders wenn nicht gleichzeitig auf genügend Flüssigkeitszufuhr geachtet wird. Wenn zusätzlich Kaliumionen zur Neutralisation aus den Körperzellen herangezogen werden, hat dies unangenehme Folgen für Herz, Kreislauf, Muskel und andere Organe. Wenn das Bindegewebe keine weiteren Neutralisationsprodukte (Salze) aufnehmen kann, werden freie Säuren im Blut zur Niere transportiert.

Messung des Säure-Basen Haushaltes

Während des Tages schwankt der p.-H.-Wert im Harn, was als Säure- und Basenfluten wahrgenommen wird. Diese Schwankungen entstehen durch biologische circadiane (tageszeitabhängige) Rhythmen sowie durch die

Aufnahme von Mahlzeiten und wechseln in ungefähr Sechsstunden-Rhythmen. Von 9 bis 10 Uhr morgens findet mäßiges Basenfluten statt, von 15 bis 16 Uhr starkes Basenfluten. Entsprechend ist zwischen 5 und 7 Uhr morgens sowie zwischen 12 und 13 Uhr Säurefluten vorherrschend.

Der Morgenharn ist in der Regel sauer, da in der Nacht die Ausscheidung von Säuren aus den Gewebedepots stattfinden sollte. Während in der Schulmedizin ein p.H.-Wert des Morgenurins von 5 bis 6 als normal angesehen wird, da ja unter anderem auch durch Zellzerfall Harnsäure anfällt, bezeichnen Vertreter einer basenorientierten Ernährung diesen Wert als zu niedrig und würden lieber einen Wert zwischen 6 und 7 sehen.

Die Messung kann am einfachsten mit p.H.-Messstreifen erfolgen (in Apotheken erhältlich). Diese zeigen durch Farbreaktionen den p.H.-Wert des Urins an. Da damit jedoch nur die freien Säuren gemessen werden ist der Wert der Messung beschränkt.

Eine genauere Messung ist die nach Sander. Sander beschäftigte sich ausführlich mit der Säure-Basen-Regulation. Bei seiner Messmethode werden fünf Urinproben gesammelt. Die Mahlzeiten sollten jeweils nach der ersten und nach der Mittagsprobe eingenommen werden. Diese Proben werden im Labor durch Titration auf Basen und Säuren untersucht wonach ein Tagesprofil Aufschluss über Störungen oder normale Funktion des Tagesverlaufs gibt.

Andere Messmethoden sind die nach Jörgensen, wobei das Blut durch Titration untersucht und aus dem Verhältnis von Vollblut zu Serum die intrazelluläre Basenreserve bestimmt wird. Bei einer weiteren Messung nach Vincent werden Blut, Speichel und Urin untersucht, wodurch Hinweise auf Krankheitstendenzen abzulesen sind.

Nach Sander gibt es auch eine Einteilung der Azidosen (Übersäuerungen)

- Idealzustand (Säure-Basengleichgewicht)

- Akute Azidose, das ist eine akute Erkrankung mit dem Versuch der Säureausscheidung.

- Latente Azidose, die Pufferbasen sind vermindert, der p.H.-Wert ist noch intakt

- Chronische Azidose, es finden sich bereits klinische Beschwerden bei Reduktion der Basen-Reserve

- Lokale Azidose, lokale Gewebsschädigung durch Säure (z.B. Herzinfarkt)

- Säuretod, der Tod als Ende des Säureanstieges

Funktion von Säuren und Basen bei der Verdauung

Bei oder nach der Nahrungsaufnahme wird der Impuls für die körpereigene Säure und Basen-Produktion gesetzt. Besonders für die Eiweißverdauung ist ein saures Magenmilieu erforderlich. In den Belegzellen des Magens wird Salzsäure (HCl) produziert und in das Mageninnere abgegeben. Gleichzeitig wird Natriumbicarbonat in äquimolarer Menge (in gleichem Molekülverhältnis) gebildet und an das Blut abgegeben. Die Bildung von Salzsäure und Natriumbicarbonat erfolgt aus Wasser, Kochsalz und Kohlensäure. Während die Salzsäure zur Verdauung und Reinhaltung des Magens von Bakterien, Viren und Pilzen sorgt, wird das Bicarbonat an die Verdauungsdrüsen der Mund- und Bauchspeicheldrüse und des Zwölffingerdarms, des Dünndarms sowie der Leber weitergeleitet, die zur Verdauung einen basischen p.H.-Wert brauchen, da deren Enzyme ein p.H.-Optimum bei p.H.-Wert 8 haben. Danach wird dort aus Salzsäure und Natriumbicarbonat nach einem Neutralisationsvorgang wieder Kochsalz gebildet, welches in den Blutkreislauf zurück gelangt. Wird von den Basen liebenden Organen (Leber, Mund- und Bauchspeicheldrüse, Dünndarm) mehr Bicarbonat gebraucht, so wird gleichermaßen auch mehr Salzsäure gebildet, weil ja Salzsäure und Bicarbonat immer in äquimolaren Mengen (zu gleichen Teilen) produziert wird. Die Folge davon ist, dass bei schlechtem Verschluss des Mageneingangs Säure in die Speiseröhre gelangt und dadurch Sodbrennen verursacht, eine der häufigsten Beschwerden des Magen Darm- Traktes.

Dazu kommt, dass die Entleerung des Magens portionsweise erfolgt und vom p.H.-Wert des Speisebreies im Zwölffingerdarm abhängig ist. Wenn dort nicht genügend basisches Sekret aus der Bauchspeicheldrüse ankommt, verweigert der Magen die Weitergabe seines Inhaltes und es kommt zu Entleerungsstörungen, was zu weiteren Beschwerden führen kann.

Gelingt es nicht, im oberen Dünndarm einen basischen p.H.-Wert zu erzielen kann es dort auch leichter zu Gärungsprozessen kommen. Sollten solche Beschwerden auch nur ansatzweise vorliegen, sollte die Ernährung in Richtung mineralstoffreicher basischer Produkte (vorwiegend pflanzliche) gesteuert werden, wobei auch mineralstoffhaltige Nahrungsergänzungsmittel (Basenmischungen) hilfreich sein können.

Aber auch Stressfaktoren bei psychischen Überlastungen stimulieren die Salzsäureproduktion im Magen und können dort, besonders bei vorgeschädigter Magenschleimhaut, zu Übersäuerung und Entleerungsstörungen führen.

Azidose[2] - macht Übersäuerung krank?

Die Entwicklung der Lebewesen hat überwiegend im Meer stattgefunden. Das Milieu des Meerwassers ist basisch.

Wussten Sie, dass sich der menschliche Fötus in basischem Fruchtwasser entwickelt?

Für den Ablauf aller biochemischen Reaktionen im Körper ist ein intaktes Säure-Basen-Gleichgewicht erforderlich.

Abweichungen vom Sollwert stören die Regulationsfähigkeit des Körpers. Die Gesundheit des menschlichen Organismus ist von einem ausreichend vorhandenen basischen Mineralstoffhaushalt abhängig. Der menschliche

---

[2] Eine Azidose ist ein Zustand der Übersäuerung des Körpers. Liegt der pH-Wert im Blut unterhalb von 7,35 spricht man von einer Azidose. Der Referenzwert liegt bei 7,35 bis 7,45. Liegt er darüber, so spricht man von einer Alkalose.

Organismus ist jedoch nicht in der Lage Mineralstoffe selbst herzustellen. Folglich müssen diese ständig in ausreichendem Maße zugeführt werden.

Der p.H.-Wert des Blutes wird durch Regulationsmechanismen weitestgehend konstant gehalten. Dadurch wird ein konstanter Wert um 7,4 erreicht (7,35-7,45 andere Angaben sind noch enger, nämlich 7,37- 7,43). Wird dieser Wert durch die Puffersysteme nicht aufrecht erhalten, können lebensbedrohliche Situationen die Folge sein. p.H.-Werte des Blutes unter 7.0 und über 7.8 lassen sich mit dem Leben nicht mehr vereinbaren. Bei solchen Werten besteht bereits Lebensgefahr.

Folgende Tabelle (Koch, 1984 - von Erich Skribot ergänzt) weist den durchschnittlichen Säure-/Basengehalt einzelner Körperorgane bzw. Körperflüssigkeiten auf, wobei das Salz aus dem Toten Meer als Mittelwert angegeben ist:

Organische Substanzen	pH Wert
Salzsäure	0 - 1,0
Magensaft	0,9 - 1,8
Gewebsnekrose (Herzinfarkt)	6,2 - 6,4
Speichel	6,3 - 8,0
Salz (Totes Meer)	6,8
Herzmuskel	6,9
Bindegewebe	7,1 - 7,25
Blut	7,3 - 7,4
Samenflüssigkeit	7,5 - 8,0
Darmsaft	7,5 - 8,0
Bauchspeichel	8,0 - 8,3
Fruchtwasser	8,0 - 8,5
Lebergalle	8,2 - 8,8
Harn	4,8 - 7,6

Tabelle 1: pH Wertunterschiede zwischen Körperorganen

Notwendig zur Aufrechterhaltung des Säure-Basen-Haushaltes sind auch gut funktionierende Nieren und eine intakte Lungenfunktion mit richtiger

Atmung. Während die Lungen gasförmige Säuren wie die Kohlensäure und andere flüchtige Säuren ausscheiden, kommen in der Niere die „fixen" Stoffwechselprodukte zur Ausscheidung, welche nicht gasförmig ausgeschieden werden können. Die Ausscheidung durch die Nieren ist besonders deshalb wichtig, weil bei der Verstoffwechselung z.B. von Eiweiß (besonders in Form schwefelhaltiger Proteine) Protonen (H+ Ionen) anfallen, die durch basisch wirkende Substanzen aus einer üblichen Mischkost nicht neutralisiert werden können.

In der heute üblichen Ernährung ist vor allem der Verzehr von Fleisch, Käse und Getreideprodukten, im Verhältnis zum geringen Anteil an Gemüse und Obst, verantwortlich für die Säurebelastung des Organismus.

Es können auch flüchtige, gasförmige Stoffwechselprodukte wie z.B. die Darmwinde sich mit Körpersäften zu belastenden Säuren verbinden (z.B. aus H_2S = Schwefelwasserstoff - Schwefelsäure H_2SO_4).

Eine verminderte Atmung führt durch Kohlensäurerückstau zu einer „respiratorischen Azidose". Der Körper versucht, ausgleichend mit einer sofort beschleunigten Atmung, die angestaute Kohlensäure wieder los zu werden.

Bei forcierter Atmung kann es hingegen zur Alkalose, einem zu hohen p.H.-Wert kommen, der bis zu Verkrampfungszuständen (Tetanie) führen kann.

Auf Grund der heutigen Lebens- und der üblichen Ernährungsgewohnheiten kommen Azidosen häufiger vor und führen zu den meisten gesundheitlichen Störungen. Seltener kommen Alkalosen, z.B. im Gefolge von Magen-Darm-Störungen mit Erbrechen oder Durchfall vor.

Ein optimaler Stoffwechsel erfordert entsprechend dem p.H.-Wert ein ausgeglichenes, leicht Basen überschüssiges Verhältnis zwischen Säuren und Basen.

Der säurebildende Anteil der heutigen Zivilisationskost ist viel zu hoch. Erstrebenswert wäre ein Prozentsatz von 20 bis maximal 25 Prozent säurebildender Nahrung und Getränke. Der Rest von 75 bis 80 Prozent sollte auf der basischen Seite der p.H.-Skala liegen. Die Hauptnahrungsmittel wie Fleisch, Geflügel, Fisch, Eier, Käse, tierische Fette, Sauermilchprodukte, Teig- und Brotwaren sowie alle anderen Getreideprodukte und Sauermilchprodukte sowie alle mit Zucker angereicherten Nahrungsmittel wirken säurebildend.

Um den Säure-Basen-Haushalt in ausgewogenem Gleichgewicht zu halten müssen Stoffwechselrückstände ständig ausgeschieden werden. Beim Eiweißabbau fällt ständig Harnstoff und Harnsäure an und muss über die Niere ausgeschieden werden.

Auch aus Gärungs- und Fäulnisprozessen fallen laufend Säuren an, dazu kommen körpereigene und über die Nahrung zugeführte, manchmal giftige Substanzen, die zum Teil von der Leber entgiftet werden oder direkt ausgeschieden werden müssen.

Die Gefahr einer Übersäuerung unseres Körpers ist wesentlich größer als die einer Alkalisierung. Basen können bei ausreichender Flüssigkeitszufuhr gut ausgeschieden werden. Säuren müssen neutralisiert werden und können als neutrale Salze abgelagert werden.

Da die Aufrechterhaltung des p.H.-Wertes Vorrang hat, versucht das Blut durch Inanspruchnahme der Puffersysteme die überschüssige Säure so schnell wie möglich zu neutralisieren. Solange die Funktion von Niere und Leber, wie dies in jungen Jahren in der Regel der Fall ist, optimal abläuft, sind die Kompensationsmechanismen noch intakt und es passiert nicht viel.

Mit zunehmender Belastung werden jedoch Mineralstoffe aus Knochen und Zähnen verbraucht und der Gelenksknorpel und das Bindegewebe werden in Mitleidenschaft gezogen.

Da die Niere ihre Ausscheidungsfunktion nur dann optimal bewältigen kann, wenn die ausscheidungspflichtigen Substanzen gelöst vorliegen, ist auf die Zufuhr von ausreichendem Lösungsmittel (=Wasser) zu achten.

Auch der Elektrolythaushalt spielt eine entscheidende Rolle bei der Regulation des Säure-Basen-Haushaltes. Alle Körperflüssigkeiten haben einen konstanten Elektrolythaushalt. Die Mineralstoffe liegen dabei in Form positiv und negativ geladener Teilchen (Kationen und Anionen) vor. Werden zu viele dieser Mineralien (Metalle) zur Neutralisierung von Säuren verbraucht, sind die Vorbedingungen zur Entstehung einer Azidose geschaffen.

Bei Gewichtsabnahme, wie z.B. beim Fasten oder durch Nahrungskarenz während einer Erkrankung, entstehen Ketosäuren aus dem Fettsäureabbau sowie Harnsäure aus dem Zellabbau. Ebenso führt Sport unter anaeroben Bedingungen zu einer gesteigerten Milchsäureproduktion.

Während im Kindesalter und in der Jugend der p.H.-Wert des Blutes und die Nierenfunktion ihre größtmögliche Regulationsfähigkeit besitzen, sinkt mit zunehmendem Alter der Blut-p.H. innerhalb des Normbereiches. Gleichzeitig verringert sich die Konzentration des Bikarbonatpuffers. Das ist mit eine Ursache, die bei zunehmendem Alter vermehrte Mineralstoffzufuhr, am besten aus gut verwertbaren pflanzlichen organischen Mineralstoffen erfordert, um einen Verbrauch von pufferfähigen Mineralstoffen aus dem Knochen zu verhindern.

Azidose und Knochengeschehen

Bereits bei leichten Azidosen kommt es zu einem Verbrauch von Mineralstoffen aus dem Knochen. Zusätzlich wird bei einer Azidose die Aktivität der Osteoklasten (knochenabbauende Tätigkeit) erhöht und die Aktivität der Osteoblasten (knochenaufbauende Tätigkeit) verringert. Es kommt dabei zu einer vermehrten Ausscheidung von Kalziumionen über die Niere.

Wussten Sie, dass ausreichende Zufuhr an basisch wirkenden Pflanzen die Entstehung von Osteoporose hindern kann?

Es konnte ein Zusammenhang von basischen Lebensmitteln mit einem hohen Anteil insbesondere von Kalium und Magnesium (Obst und Gemüse) und einer höheren Knochendichte festgestellt werden. Hingegen war der Kalziumgehalt diesbezüglich nicht ausschlaggebend (Marktl, 2007).

Diese Feststellung untermauert auch die Aussage anderer Autoren, die von der Zufuhr mineralstoffreicher Pflanzenkost hinsichtlich der Entstehung von Osteoporose mehr halten als vom Konsum von Milchprodukten. Mit abnehmender Säurebelastung tritt eine Zunahme der Knochendichte von Frauen während der Wechseljahre ein. Eine niedrige Kalium- und Magnesiumzufuhr und eine hohe ernährungsbedingte Säurebelastung zeigten bei Frauen in den Wechseljahren eine geringere Knochendichte am Oberschenkel und an der Wirbelsäule.

Gesteigerte Eiweißzufuhr führt zu einem Anstieg von Säure (Ammonium und titrierbare[3] Säuren) und Kalziumausscheidung über die Niere.

Durch die Zufuhr von Basen (Natriumbicarbonat) kann der Kalziumverlust verhindert werden und damit eine Verminderung des Knochenabbaus sowie eine Zunahme der Knochenneubildung angeregt werden. Bei älteren Frauen mit einem hohen Anteil von tierischem Eiweiß in der Nahrung wurden mehr Oberschenkelhalsbrüche bei insgesamt geringerer Knochendichte beobachtet als bei Frauen mit niedrigem Anteil an tierischen Proteinen.

Tierische Nahrungsmittel enthalten mehr Säurebildner als pflanzliche. In pflanzlichen Nahrungsmitteln liegt immer auch ein größerer Anteil an Basen bildenden Substanzen vor.

Grundsätzlich ist die Aufnahme entsprechender Mengen von Eiweiß für die Knochenbildung notwendig und positiv zu beurteilen, erfordert jedoch die gleichzeitige Verabreichung Basen bildender Substanzen, wie sie im Obst und Gemüse enthalten sind.

Schon bei Kindern konnte bei einer hohen Säurebelastung eine verminderte Knochendichte festgestellt werden. Auf Grund von in-vitro-Untersuchungen (außerhalb des Körpers, quasi im Reagenzglas durchgeführt) wurde festgestellt, dass bei einem p.H.-Wert unter 7,4 Kalzium aus dem Knochen ausströmt, hingegen bei einem p.H.-Wert über 7,4 Kalzium vom Knochen aufgenommen wird. Azidose führt zu einer Bildung von Stoffen, welche den Knochenabbau aktivieren (Tumornekrosefaktor – α aktiviert Osteoklasten).

Der Wert von Obst und Gemüse hat nicht nur wegen seines hohen Anteils an Mikronährstoffen und sekundären Pflanzenstoffen Bedeutung, sondern auch wegen seiner Basen bildenden Eigenschaften.

Eine ernährungsbedingte latente Azidose hat zwar normalerweise keinen direkten Einfluss auf den Blut-p.H-Wert, erschöpft aber die Puffersysteme des Körpers und führt bei überwiegendem Verzehr von tierischem Eiweiß über längere Zeit zu einer negativen Auswirkung auf die Struktur der Knochen.

---

[3] Die Titration (Titrimetrie, Volumetrie oder auch Maßanalyse) ist ein Verfahren der quantitativen Analyse in der Chemie. Ein bekannter Stoff, dessen Konzentration unbekannt ist (Probelösung), wird in einer gezielten chemischen Reaktion mit einer Maßlösung, deren Konzentration genau bekannt ist, umgesetzt. Das Volumen der verbrauchten Maßlösung wird dabei gemessen und anhand der Stöchiometrie die unbekannte Konzentration der Probelösung berechnet.

Azidose und Bindegewebe

Während des Basenflutens hat auch die Grundsubstanz (das Bindegewebe) die Möglichkeit die zwischengelagerten und ausscheidungspflichtigen Metaboliten (Stoffwechselzwischenprodukte, meist Säuren) zu entsorgen.

Bei psychischen Belastungssituationen und Fehlernährung, wie es zum Beispiel bei Fastfood und Junkfood häufig der Fall ist, und oft zusätzlich durch Bewegungsmangel, aber auch bei chronischen Erkrankungen psychischer oder physischer Natur, kommt es häufig zu einer latenten Azidose sowie einer gesteigerten Entzündungsbereitschaft durch erhöhte Sympatikus-Aktivität. Die dabei entstehenden Entzündungsmediatoren (Zytokine, Akut-Phase Proteine der Leber) führen zu einer gesteigerten entzündlichen Reaktionsbereitschaft.

Während unter normalen Umständen das Bindegewebe während des tagesrhythmischen Basenflutens von sauren Stoffwechselprodukten gereinigt wird, kann dies nicht mehr vollständig bewältigt werden. Die Pufferreserven werden zunehmend verbraucht und können auch durch die Hilfestellung der Nieren im Sinne einer vermehrten Rückresorption von Basenäquivalenten nicht mehr vollständig regeneriert werden. Erkennbar ist diese Situation bei p.H.-Messungen des Harns. Unter diesem Umstand findet kein Basenfluten mehr statt und der Urin bleibt sauer. Dieses Basenfluten ist aber notwendig, weil die, vor allem an den Kollagenfasern angelagerten, sauren Zellstoffwechselprodukte durch das Bicarbonat gelöst und neutralisiert werden müssen.

Das Basenfluten im Anschluss an das Frühstück und nach dem Mittagessen steht auch im Zusammenhang mit der tagesrhythmischen Ausscheidungsphase der Leber, die während des Tages vorherrscht und während der es dort zur Abgabe von Zucker (Glucose) an das Blut und Galle in den Zwölffingerdarm kommt. Basenebbe tritt dagegen in den Nachtstunden ein, zu einer Zeit, in der Zucker (in seiner Speicherform von Glykogen) und Eiweiß während der Speicherphase aufgebaut werden.

Das Bindegewebe ist aus verzweigten Eiweiß-Zuckerbausteinen (Proteoglykanen) aufgebaut, die auf Veränderungen des umgebenden p.H.-Wertes reagieren. Auf Grund ihrer negativen Ladung lagern sie Wassermoleküle an, welche dem Bindegewebe die typische Elastizität verleihen. Wenn diese Bindegewebsstrukturen im sauren Milieu ihre Wasserbindungsfähigkeit verlieren, nimmt auch die Elastizität des Bindegewebes ab.

Ähnliches gilt auch für Sehnen und Bänder, wodurch die Verletzungsanfälligkeit in diesen Bereichen erhöht ist (Meniskus, Kreuz, Seitenbänder, Sehnen des Schultergürtels, Achillessehne).

Auch im Knorpel spielt sich ähnliches ab. Dort sind Proteoglykane (Eiweiß-Zuckerverbindungen) mit Hyaluronsäure verbunden und können durch ihre negative Ladung Wassermoleküle einlagern, was dem Knorpel die notwendige Elastizität und Belastungsfähigkeit gibt. Tendiert die Gelenksflüssigkeit hin zum sauren Milieu, so nimmt die Belastbarkeit des Knorpels deutlich ab.

So findet man bei Patienten mit rheumatoider Arthritis einen deutlich niedrigeren p.H.-Wert der Gelenksflüssigkeit als bei gesunden Personen. Bei Zufuhr basischer Nahrungsergänzungen konnten deutliche Besserungen der Entzündung sowie auch des Schmerzempfindens festgestellt werden.

Auch bei chronischen Rückenschmerzen konnten nach Zufuhr basischer Mineralstoffe Beweglichkeit und Schmerzempfinden verbessert werden.

Ähnlich positive Wirkungen konnten nach Zufuhr basischer Mineralstoffe bei fast allen Beschwerden des Magen- Darmtraktes, des Bewegungsapparates, des Herz- Kreislaufsystems sowie anderer zivilisationsbedingter (Acidose-assoziierter) Erkrankungen beobachtet werden.

Auch bei Depressionen, Neurodermitis, Migräne, chronischer Müdigkeit und Gicht wird Übersäuerung als verstärkender Faktor diskutiert. Auch die Killerzellen bei Krebserkrankungen arbeiten im basischen Milieu besser als im Sauren. Selbst bei der Alzheimer-Erkrankung vermutet man Zusammenhänge mit einem übersäuerten Milieu. Latente Azidose beeinträchtigt auch die Bildung von Antikörpern und schwächt dadurch das Immunsystem.

Wenn nicht genug Lösungsmittel vorhanden ist und die Ausscheidungskapazität der Niere überfordert ist fallen harnsaure Kristalle in den Gelenken aus und führen dort zu Gichtanfällen.

Leider kann der Mensch durch seinen Geschmack nicht oder nur teilweise erkennen, was sich in unserem Körper sauer oder basisch auswirkt. Zwar gibt es auf der Zunge eine Geschmacks-Wahrnehmung für sauer, nicht aber für basisch. Andererseits gibt es bei bestimmten Nahrungsmitteln irreführende Geschmacksempfindungen.

Wussten Sie, dass wir Zitronen und Grapefruits sauer empfinden, beide aber basisch verstoffwechselt werden? Andererseits sind zuckerhaltige Nahrungsmittel säurebildend.

Einer der stärksten Säurebildner ist Parmesankäse. Generell wirken Brot, Nudeln, Fleisch, Fisch, Käse tierische Fette sowie die meisten Milchprodukte sauer. Obst und Gemüse sowie (kaltgepresste) pflanzliche Öle wirken basisch.

PRAL – Index

Ein Maß für die chemische Wirkung im Körper ist der sogenannte PRAL-Index (potential renal acid load). Die Einheit ist die in Milliäquivalent gemessene Säurebelastung der Niere pro 100 Gramm des Nahrungsmittels. Eine optimale Balance wäre ein Verhältnis von 80 Prozent Basenbildnern und 20 Prozent Säurebildnern. Ein exakter Ausgleich ist beim gesunden Menschen nicht erforderlich, da bei funktionsfähigen Puffersystemen für ausreichende Regulation gesorgt ist.

Bei der Angabe von Säurewerten gibt es bei verschiedenen Autoren divergierende Werte. Die größten Unterschiede findet man bei alkoholischen Getränken (Bier und Wein) sowie Kaffee und schwarzem Tee. Kaffee und schwarzer Tee wird in der Regel wegen seiner Gerbsäuren und Röststoffe als säurebildend eingestuft.

Bei Bier und Wein ist vermutlich die Menge entscheidend ob in den Säure-Basen-Haushalt eingegriffen wird. Alkohol fördert aber generell die Ausscheidung von Flüssigkeit und verschlechtert dadurch die Flüssigkeitsbilanz. Auf die Niere wirkt Alkohol im Sinne einer vermehrten Ausscheidung der wichtigen Mineralien Magnesium, Kalzium und Kalium. Vergorene alkoholische Getränke wie Champagner, Wein (besonders bestimmte Weißweine) und Bier reizen den Magen und führen zur Übersäuerung. Diese Reizung fehlt bei hochprozentigen Getränken und bestimmten Aperitifs (Campari, Rum, Cognac oder Whisky). Rotwein ist weniger säurebildend als Weißwein und enthält (vor allem in bestimmten Sorten) heilsame Pflanzenstoffe, sogenannte Flavonoide sowie Phenole (Resveratrol) die als Schutz für Herz und Gefäße wirken. Es sind jene Stoffe, die auch die Farbe des Rotweins ausmachen und die auch im unvergorenen Traubensaft enthalten sind.

Folgende Tabelle (Young, 2000 - Auszug) verschafft einen Überblick, welche Lebensmittel eine basische (+) bzw. säurebildende (-) Wirkung auf den pH-Wert haben. Je höher die zugeordnete Zahl, desto stärker ist die saure/basische Wirkung:

Basische Wirkung (empfohlen)		Saure Wirkung (zu vermeiden)	
Gemüse		**Fleisch, Geflügel und Fisch**	
Kopfsalat	+2,2	Schwein	-38,0
Zwiebel	+3,0	Kalb	-35,0
Blumenkohl	+3,1	Rind	-34,5
Weisskohl	+3,3	Meeresfisch	-20,0
Kohlrabi	+5,1	Hühnchen	-18,0
Feldsalat	+4,8	Eier	-22
Zucchini	+5,7	Austern	-5,0
Spinat, Märzernte	+8,0	**Milch und Milchprodukte**	
Schnittlauch	+8,3	Hartkäse	-18,1
Rübe	+11,3	Quark	-17,3
Knoblauch	+13,2	Sahne	-3,9
Sellerie	+13,3	Parmesankäse	-34,2
Endivie, frisch	+14,5	**Brot, Gebäck (gelagertes Getreide)**	
Roter Rettich	+16,7	Weissbrot	-10,0
Sojasprossen	+29,5	Schrotbrot	-6,5
Alfalfagrass	+29,3	Vollkornbrot	-4,5
Gurke, frisch	+31,5	Roggenbrot	-2,5
Samen und Kerne		**Getränke**	
Sesamkerne	+0,5	Kaffe	-25,1
Leinsamen	+1,3	Hochprozentiger Alkohol	-38,7
Sonnenblumenkerne	+5,4	Wein	-16,4
Kürbiskerne	+5,6	Bier	-26,8
Weizenkern	+11,4	Tee (schwarz)	-27,1

Basische Wirkung (empfohlen)		Saure Wirkung (zu vermeiden)	
Früchte		**Würzmittel**	
Limette	+8,2	Ketchup	-12,4
Frische Zitrone	+9,9	Mayonnaise	-12,5
Tomate	+13,6	Senf	-19,2
Avocado (Protein)	+15,6	Essig	-39,4
Getreide und Hülsenfrüchte		**Süssigkeiten**	
Buchweizen-Schrot	+0,5	Künstliche Süssstoffe	-26,5
Dinkel	+0,5	Schokolade	-24,6
Hirse	+0,5	Weisser Zucker	-17,6
Linsen	+0,6	Rübenzucker	-15,1
Sojamehl	+2,5	Fruktose	-9,5
Tofu	+3,2	Milchzucker	-9,4
Soyabohnen, frisch	+12,0	Honig	-7,6
Weisse Bohnen	+12,1	Brauner Reis-Syrup	-8,7
Soja-Lecithin (pur)	+38,0	Melasse	-14,6
Granuliertes Soya	+12,8	Gerstenmalz-Sirup	-9,3
Fette			
Olivenöl	+1,0	Margarine	-7,5
Leinsamenöl	+3,5	Maisöl	-6,5
Rapontikawurzel-Öl	+4,1	Butter	-3,9
Nüsse			
Mandeln	+3,6	Pistazien	-16,6
Paranuss	+0,5	Erdnüsse	-12,8

Tabelle 2: Tabelle basischer und säurebildender Lebensmittel

Es gibt auch andere Kriterien zur Bewertung der Säure-Basen-Effizienz. So kann man Nahrungsmittel nach dem Anteil der sauren bzw. basischen Salze bewerten, der nach Verbrennung in der Asche zurückbleibt. Dabei wird nicht beachtet, ob die jeweiligen Nahrungsmittel im Körper sauer oder basisch verstoffwechselt werden.

Die folgende Auflistung nimmt Bezug auf die Verstoffwechselung von Nahrungsmitteln im Körper und liefert eine Einteilung in vier Gruppen.

Basenlieferanten (sollen mindestens drei Viertel der täglichen Nahrung ausmachen): Kartoffel, Gemüse (alle Arten wie Wurzel, Blatt und Wildgemüse), Obst, Sahne, Mineralwässer (ohne Kohlensäure), Gewürzkräuter, naturbelassene Öle wie Leinöl, Olivenöl, Boretschöl, Nachtkerzenöl, Fischöle, Mandeln, Sesamsamen, Linsen, Bohnen, Sojabohnen, Kümmel, Petersilie, Schnittlauch, Majoran, Knoblauch, Thymian, Paprika, Oregano und Fenchelsamen.

Neutrale (oder annähernd neutrale) **Nahrungsmittel** : Leitungswasser, Butter, Tofu, Schafsmilch, Buchweizen, Hirse, Dinkel, Linsen, Paranüsse, Sesamsamen, Erbsen, rohe Milch, Buttermilch, Walnüsse, Vollkorngetreide und Honig. (Letztere werden von anderen Quellen auch zu den Säurebildnern gezählt. Das gleiche gilt auch für Hülsenfrüchte.)

Säurebildende Nahrungsmittel (von Natur aus nicht Säure-haltig, lassen aber bei der Verarbeitung im Stoffwechsel Säuren entstehen): Zucker und zuckerhaltige Süßigkeiten (Milchschokolade, Kuchen, Eiscreme, Bonbons, Torten), Weißmehlprodukte (Semmeln, Weißbrot, Croissants, Nudeln, Spaghetti, polierter Reis, aber auch dunkle Brote aus geschälten oder entwerteten Getreideprodukten), zuckerhaltige Limonaden, Bohnenkaffee, alkoholische Getränke.

Säurelieferanten (Nahrungsmittel, die auf Grund ihrer Inhaltsstoffe einen überwiegenden Anteil an sauren Mineralstoffen liefern, z.B. Schwefel, Phosphor, Chlor, Jod, Fluor, Silizium): Fleisch, Innereien (Herz, Nieren, Bries, Hirn, weniger sauer sind Innereien wie Leber), Geflügel (Huhn, Ente, Gans, Pute), Wild (Hase, Reh, Wildschwein, Hirsch, u.a.), Eier (Dotter ist basisch), Käse (alle Käsesorten, am sauersten ist Parmesan), Fleischbrühe, viele Medikamente, Nikotin.

Aber auch Stress, Schlafmangel, Ärger, Bewegungsmangel und Leistungssport bzw. Schwerarbeit (wobei letztere auch unter Säure Erzeuger einzuordnen sind).

In Fachbüchern, die sich mit Säure-Basen-Fragen beschäftigen, findet man viele, zum Teil in ihren Wertangaben (Säure und Basenwirkung betreffend) divergierende Beurteilungen von einzelnen Nahrungsmitteln.

Folgende Tabelle (Anti Aging News) empfiehlt für den ausgewogenen Konsum drei Viertel der täglichen Nahrung aus der basischen Gruppe mit einem Viertel aus der sauren Gruppe zu kombinieren:

pH Wert basisch		pH Wert sauer	
Früchte	Apfel, Aprikosen, Bananen, Kirschen, Datteln, Feigen, Zitrusfrüchte, Pfirsich, Birnen, Beeren, Tomaten, Melonen	Fette und Öle	Olivenöl, Maisöl, Sonnenblumenöl, Schmalz
Gewürze	alle Küchenkräuter, Pfeffer, Senfkörner, Chilli, Zimt	Körner	Reis, Mais, Weizen
Sonstiges	Bienenpollen, Apfelessig, frische Fruchtsäfte, unpasteurisierte Milch, Grüntee	Milch-produkte	Käse, Milch, Butter
		Teigwaren	Nudeln, Spaghetti
Eiweiß (tierisch, pflanzlich)			
Eier, Hüttenkäse, Cashewkerne, Erdnüsse , Hähnchenbrust, Yoghurt, Tofu, Muscheln, Hummer		schwarze und grüne Bohnen, Linsen, Sojabohnen, Rind, Lamm, Schwein, Hase, Karpfen, Fisch	
Gemüse			
Brokkoli, Knoblauch, Kohl, Rosenkohl, Pilze, Kohlrabi, Zwiebel, Kürbis, Sellerie		schwarze und grüne Bohnen, Linsen, Sojabohnen	
Nüsse			
Mandeln, Kürbiskerne, Sonnenblumenkerne		Walnüsse, Cashewkerne, Erdnüsse	

Tabelle 3: Kombination aus saurer und basischer Nahrung

Fast alle Angaben aus Ernährungsbüchern und Zeitschriften unterscheiden sich in den Bewertungen einzelner weniger Nahrungs- bzw. Genussmittel hinsichtlich ihrer Wirkung auf den Säure-Basen-Haushalt.

Wesentlich ist daher, die Relationen richtig einzuschätzen und darauf zu achten, dass der Anteil an pflanzlichen Lebensmitteln den der tierischen deutlich übertrifft (mindestens drei zu eins), damit man den prä-agrikulturellen Verhältnissen der Ernährungsformen, auf welche das genetische Programm des Menschen noch immer eingestellt ist wieder nahe kommt.

Die Erkenntnis, dass sich durch den Verzehr bestimmter Nahrungsmittel keine akute Azidose oder Alkalose erzeugen lässt, darf nicht darüber hinwegtäuschen, dass bei längerem Fortbestehen einer ernährungsbedingten latenten Azidose der Verbrauch körpereigener Puffersysteme erfolgt. Die Folge davon ist in erster Linie ein Verlust von Knochensubstanz und in weiterer Folge eine Beeinträchtigung der Funktion und Struktur des Bindegewebes sowie des gesamten Stoffwechsels, wodurch unter anderem chronische Erkrankungen wie z.B. die rheumatoide Arthritis und andere chronische Erkrankungen ausgelöst oder verschlimmert werden können.

Mit- oder Hauptverursacher ist neben der endogenen Säureproduktion durch Stressfaktoren die heutige Ernährung mit einem zu hohen Anteil an tierischen Produkten und einem zu geringen Anteil an Basen liefernden Nahrungsmitteln.

Durch eine Erhöhung des Anteils an Obst und Gemüse sollte die Balance im Säure-Basen-Haushalt wieder hergestellt werden können.

Schlacken

Im Lexikon werden Schlacken als Rückstände des Stoffwechsels bezeichnet. In der Erfahrungsheilkunde existiert der Begriff der Verschlackung schon lange, dem zu Folge es auch Ratschläge zur Entschlackung gibt, wie etwa Fasten, Schwitzen, Sauna oder Basenbäder. Andererseits gibt es die Meinung, dass es keine Schlacken gäbe, da alle Abbauprodukte des Stoffwechsels rückstandslos ausgeschieden würden. Gleichzeitig räumen die Befürworter dieser Meinung ein, dass es eine Mesenchym-Verschlackung geben könnte, die aber schwierig zu untersuchen sei. Diese Art von Verschlackung betrifft Ablagerungen im Bindegewebe.

Von den Autoren Jentschura und Lohkämper gibt es ein Buch mit dem Titel „Gesundheit durch Entschlackung". Darin werden Schlacken als „neutralisierte und dann abgelagerte Säuren und Gifte" definiert. Dem zu Folge kann es bei Störungen des Stoffwechselgeschehens sowie bei Erkrankungen der Ausscheidungsorgane oder der Lunge zu Übersäuerungen kommen. Je mehr Säuren im Blut vorhanden sind, desto mehr Basen bildende Mineralstoffe werden zur Neutralisierung verbraucht, wobei Salze gebildet werden. Zum Abpuffern wird nach Verbrauch der Blutpuffer Kalzium dem Gewebe, dem Knochen und dem Haarboden entnommen. Wenn mit fortschreitender Übersäuerung die Mineralstoffreserven erschöpft sind, versucht der Körper die überschüssigen Säuren in das Bindegewebe und Fettgewebe abzuschieben und dort als Schlacken abzulagern.

Wussten Sie, dass der Körper bestehende Übersäuerungen permanent unter Zuhilfenahme eigener Mineralreserven ausgleichen kann?

Dieser Theorie zu Folge würden Wasseransammlungen im Körper (Ödeme) dadurch entstehen, dass die Nieren die im Körper anfallenden Säuren wie Harnsäure, Essigsäure, Milchsäure und Schwefelsäure nicht mehr ausreichend ausscheiden könnten. Dadurch käme es zu einem Rückstau saurer Körpersäfte in den Lymphbahnen. Nun versuche der Körper durch Zurückhalten von Wasser, die Giftstoffe zu verdünnen und dadurch käme es zur Ödembildung.

Die Schlackenlösung wird bei Jentschura und Lohkämper ebenfalls beschrieben. Es wird dabei davon ausgegangen, dass Schlackenlösung die Reaktivierung der vormals neutralisierten Gifte und Säuren bedeutet. Durch ein Teegemisch werden die Salze gelöst, wodurch eine neuerliche Neutralisierung der nunmehr wieder reaktivierten Gifte und Säuren erfolgen muss. Dies sollte durch energiereiche Mineralstoffe aus vegetarisch-vollwertiger Ernährung oder aus Nahrungsergänzungsmitteln erfolgen. Auch Gemüsesäfte sind dazu geeignet, nicht jedoch die gerade erst vom Säurerest getrennten Mineralstoffe, diese sind energetisch zu schwach. Nun muss reichlich Wasser getrunken werden, damit die freien Säuren sowie die Salze ausscheidungsfähig gemacht werden.

Die Ausscheidung erfolgt dann über die Nieren, den Darm oder über die Haut, wobei ein Saunabesuch oder Bäder in basischem Badewasser empfohlen werden. Unterstützend wirken ausleitende Maßnahmen wie Einläufe oder die Kolonhydrotherapie (weiterentwickelte Form der Darmspülung).

Das Bindegewebe schützt und verbindet Körperzellen miteinander. Es stellt ein den Zellen vorgeschaltetes Molekularsieb dar, welches aus verschiedenen großen Molekülen bestehend aus Zucker, Aminozucker und Eiweiß zusammengesetzt ist (Kollagen, Elastin, anionische Proteoglykane und Struktur-Glykoproteine). Das Bindegewebe hat einen Stoffwechsel, der mit dem großer Organe wie der Leber durchaus vergleichbar ist.

Das Kollagen, das mengenmäßig vermutlich bedeutendste Eiweiß, ist ein wesentlicher Bestandteil der Haut, der Sehnen, der Knorpel, der Knochen, der Hornhaut, der Lunge und der Bänder. Es ist auch ein wichtiger Bestandteil jeder Wundheilung.

Neben seiner Aufgabe, den Organen Widerstandskraft und Zusammenhalt zu geben, hat das Bindegewebe eine verantwortungsvolle Aufgabe zur Aufrechterhaltung eines konstanten p.H.-Wertes. Durch die negative Ladung der Moleküle besitzt es die Fähigkeit zur Wasserbindung und zum Austausch von elektrisch geladenen Teilchen, den Ionen.

Die Basalmembranen, welche die Zellen umgeben, bestehen zum Großteil aus Kollagen. Stoffwechseländerungen, die zu Verdickungen der Basalmembranen führen spielen z.B. bei der Entstehung von Diabetes mellitus und Arteriosklerose (Arterienverkalkung) eine Rolle. Bindegewebsstrukturen durchdringen auch die Zellmembran und können Reaktionen im Inneren von Zellen beeinflussen.

Stress und Fehlernährung führen über den Weg einer latenten Übersäuerung zu einer erhöhten Aktivität des Sympathikus mit nachfolgender vermehrter Entzündungsbereitschaft, wobei auch im Bindegewebe Zellveränderungen auftreten.

Bei intaktem Stoffwechsel können die an den Kollagenfasern[4] zwischengelagerten sauren Stoffwechselprodukte während des Basenflutens wieder abtransportiert, neutralisiert und über die Nieren ausgeschieden werden. Tritt jedoch durch eine anhaltende latente Azidose eine Erschöpfung der Puffersysteme ein, verändert sich die Struktur des Bindegewebes, welches nunmehr seine Elastizität und Reaktionsfähigkeit verliert. Durch das Basenfluten kann es nicht mehr gereinigt werden und beginnt zu verschlacken.

---

[4] Kollagen (internationalisierte Schreibweise Collagen) ist ein nur bei Menschen und Tieren vorkommendes Strukturprotein des Bindegewebes (genauer: der extrazellulären Matrix). Im menschlichen Körper ist Kollagen mit über 30 % Anteil am Gesamtgewicht aller Eiweiße (Proteine) das am meisten verbreitete Eiweiß. Es ist ein wesentlicher organischer Bestandteil von Knochen, Zähnen, Knorpel, Sehnen, Bändern und Haut.

Durch die Veränderungen der Basalmembran kann es zu Glukose-Verwertungsstörungen bzw. einer so genannten Insulin-Resistenz kommen. Der hohe Zuckerspiegel führt zu Veränderung der Zuckermoleküle. Durch Sauerstoffradikale werden die veränderten Moleküle unter Aufnahme von Fetten zu unlöslichen Molekülen zusammengeballt.

Damit ist mit dem Beginn der Verschlackung des Bindegewebes der Grundstein für eine Reihe weiterer Erkrankungen gelegt. Diese reichen von unspezifischen Symptomen wie Müdigkeit, Stimmungsschwankungen oder chronischen Schmerz-Zuständen bis hin zu rheumatoider Arthritis, Knorpel- und Knochenschwäche, Diabetes und anderen chronischen Erkrankungen.

Ernährung die einen hohen Anteil an basischen Mineralstoffen enthält sowie Nahrungsergänzungsmittel mit antioxidativen Schutzstoffen sind in der Lage bei ausreichender Flüssigkeitszufuhr solche Fehlentwicklungen im Organismus zu verhindern.

Zusammenfassend kann man sagen:

- Der Organismus eines gesunden Menschen ist auf einen ausgeglichenen Säuren-Basen-Haushalt angewiesen.
- Ernährungsbedingt besteht die Gefahr der Übersäuerung: Sie erhöht die Entzündungsanfälligkeit auf der Zellebene.
- Bisherigen Erkenntnissen zufolge müssen basische Stoffe grundsätzlich über die Nahrung zugeführt werden, da sie der Körper nicht selbst produzieren kann.
- Der menschliche Körper wirkt einer Säuren-Basen-Unausgeglichenheit mittels Puffersystemen entgegen. Dieser Ausgleich entzieht dem Körper Nährstoffreserven, auf die er immunologisch angewiesen ist.
- Die Säuren-Basen-gerechte Ernährung variiert je nachdem, ob der menschliche Stoffwechsel noch intakt oder bereits übersäuert ist. Manche basischen Nahrungsmittel wirken im Körper sauer, wiederum andere wirken trotz saurem Geschmack basisch. Eine laufende Analyse - die nicht durch einmalige Momentaufnahmen im Blutlabor ersetzbar ist - gibt bei Unklarheit Aufschluss.
- Gesunde Ernährung besteht zu drei Viertel aus Basenlieferanten. Der moderne, überwiegend raffinierte, denaturierte und entmineralisierte Speiseplan bildet hingegen die sauer wirkende Nahrungsmittel-Palette ab.
- Basische Nahrungsergänzungsmittel erleichtern in Verbindung mit Stressreduktion und Bewegung die Entschlackung des Bindegewebes. Sie ersetzen dennoch nicht die Ernährungsumstellung. Nur sie verspricht eine langfristige Verbesserung des Allgemeinwohlbefindens.

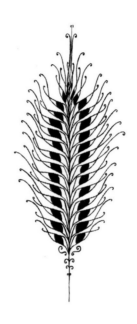

Nährstoffe

Nährstoffe werden grundsätzlich in Mikro- und Makronährstoffe unterteilt.

Makronährstoffe	Mikronährstoffe
• Wasser • Ballaststoffe • Kohlenhydrate • Eiweiße • Fette und Fettsäuren	• Vitamine und Vitaminoide • Mineralstoffe • Spurenelemente • Enzyme • Sekundäre Pflanzenstoffe (z.B. Flavonoide, Catechine, Proanthocyanidine und Cyanidine, Isoflavone)

Während Makronährstoffe weitgehend aus der medialen Darstellung bekannt sind, fristen einige der Mikronähstoffe immer noch ein Schattendasein in der Aufmerksamkeit der Bevölkerung, wie beispielsweise die sekundären Pflanzenstoffe. Es sind in der Hauptsache pflanzliche Farbstoffe, welche die Natur zum Schutze von schädigenden Einflüssen bei Gemüse, Getreide, Obst, Rinden und dergleichen benötigt.

Vitamine und Mineralien haben bedeutende und weitreichende Auswirkungen auf die Gesundheit des Menschen. Die unterstützende Beeinflussung des Körpers und seiner Stoffwechselprozesse durch Mikronährstoffe hat in der Therapie zunehmend an Bedeutung gewonnen. Mikronährstoffe werden mit guter Wirkung bei degenerativen Erkrankungen wie Osteoporose, Gefäßerkrankungen sowie anderer Erkrankungen bis hin zu Krebserkrankungen mit gutem Erfolg eingesetzt. Sie haben den Bereich der alternativen Medizin verlassen und sich zu einem wichtigen Bestandteil schulmedizinischer Therapien entwickelt.

Bevor wir uns aber der eingehenderen Betrachtung der Nährstoffe widmen wollen wir den Blick noch auf etwas anderes richten. Nicht unerwähnt bleiben darf bei vollständiger Betrachtung der Ernährung nämlich die Atmung unter spezieller Berücksichtigung des dabei im Vordergrund stehenden Elements Sauerstoff. Deshalb soll die Besprechung der Nährstoffe mit dem wichtigsten Element Sauerstoff beginnen.

Sauerstoff und Antioxidantien

In diesem Kapitel geht es um folgende Themen:

- **Bedeutung von Sauerstoff im Körper**
- **Funktionsweise des Zellstoffwechsels**
- **Freie Sauerstoffradikale und Antioxidantien**
- **Ausgewählte Antioxidantien im Detail**

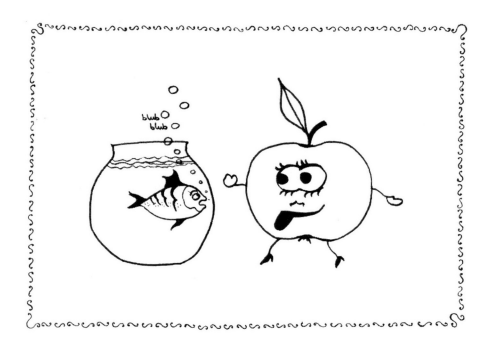

Das Element Sauerstoff macht zwei Drittel des menschlichen Körpers aus. Neben 65% Sauerstoff besteht der menschliche Körper aus 18% Kohlenstoff, 10% Wasserstoff, 3% Stickstoff, 2% Calcium, 1% Phosphor sowie 1% aller anderen Elemente.

Wussten Sie, dass ein normalgewichtiger Mensch ohne Nahrung etwa 60 Tage überlebt, ohne Wasser nur 14 Tage, ohne Sauerstoff kann der Mensch nur wenige Minuten ohne größere Schäden auskommen.

In sämtlichen Zellen des menschlichen Körpers laufen andauernd komplizierte Stoffwechselvorgänge ab, von denen man normalerweise nichts merkt. Sauerstoff ist dabei immer maßgeblich beteiligt. Mit der Atmung nimmt man den Sauerstoff aus der Luft in die Lungen auf, von dort wird er mit den roten Blutkörperchen zu all jenen Zellen transportiert, welche an der Verbrennung der Nährstoffe beteiligt sind. Neben der Sauerstoffaufnahme hat die Lunge eine Hauptfunktion bei der Regulation des Säure-Basen-Haushaltes. Sie ist Vollzugsorgan des Bikarbonat-Puffers, indem sie die Ausatmung der flüchtigen Form von Kohlensäure, sprich Kohlendioxid, regelt. Ein Ansteigen von Kohlendioxid im Blut, wie etwa bei Übersäuerung durch anaerobe sportliche Tätigkeiten (wenn man eine Sauerstoff-Schuld eingeht) oder säureüberschüssige Ernährung, Stress oder Mangel an Antioxidantien führen zur Bildung von Kohlensäure und damit zu einem Abfall des p.H.-Wertes, das heißt, einer Verschiebung in den sauren Bereich. Umgekehrt würde eine Verminderung des CO_2-Gehalts zu einer Verminderung des Kohlensäuregehaltes und damit zu einem Anstieg des p.H.-Werts in den alkalischen Bereich führen. Änderungen des p.H.-Werts werden über Chemorezeptoren im Bereich des „glomus caroticum" - wie der Name bereits sagt - Knötchen an der Gabelung der Halsschlagader, an das zentrale Nervensystem weitergeleitet, worauf eine Änderung der Atemfrequenz eintritt. Ein Abfall des pH-Werts führt zu einer Steigerung der Atmung, ein Anstieg in den alkalischen Bereich verlangsamt die Atmungsfrequenz.

Gelangt der Sauerstoff an sein Zielorgan, wird er im Inneren der Zellen in deren Kraftwerken, welche man in der Fachsprache Mitochondrien nennt, in einem Oxidationsprozess zur Energiegewinnung verbraucht.

Ein Großteil der Stoffwechselaktivitäten spielt sich in der Muskulatur ab. Die Mitochondrien sind auch ausschlaggebend für die Fett-Verbrennung. Damit im Zusammenhang steht auch der Grundumsatz des gesamten Organismus. Eine Reduktion der Muskelmasse um 30 Gramm bewirkt bereits eine deutliche Erniedrigung des Grundumsatzes und damit erniedrigt sich bei Gewichtsabnahme und damit verbundener Abnahme der Gesamtmuskelmasse bei Einhaltung verschiedener Diäten auch die Chance der Fettverbrennung.

Durch diese Energieleistung des Sauerstoffs in den Mitochondrien werden u.a. die konstante Körpertemperatur sowie Aktivität und Funktion von Herz und Körpermuskulatur garantiert. An den Mitochondrien im Inneren der Zellen spielen sich jene Vorgänge ab, die zur Vereinigung von je zwei

Wasserstoffatomen mit einem Sauerstoffatom bei gleichzeitigem Freiwerden von Energie führen. Eine Reihe von Wasserstoff übertragenden
Enzymen, so genannten Elektronentransporteuren, sind dabei erforderlich. In diesem Stadium der Zellatmung spielen viele Enzyme eine Rolle,
die zu einem normalen Ablauf der Atmungskette führen. Es reagieren
dabei Stoffe in der Zelle mit den aus der Nahrung stammenden Vitaminen, Mineralien und Spurenelementen und anderen Vitalstoffen. Bei Sauerstoffmangel wirkt sich ein Fehlen solcher Vitalstoffe in der Nahrung
besonders ungünstig aus. Dadurch wird die Wichtigkeit der Anwesenheit
von Mikronährstoffen und von Sauerstoff betont.

Die Steuerung der Gesundheit, in Form der Aufrechterhaltung der biologischen Harmonie des Körpers, hängt in hohem Maße von Sauerstoff aktivierenden und Sauerstoff hemmenden Katalysatoren ab, die den Zellme-
chanismus und Gewebsstoffwechsel regeln.

Frische, vollwertige, im Säure-Basen-Gleichgewicht befindliche Kost enthält ein Maximum an Sauerstoff aktivierenden Biokatalysatoren[5]. Damit
sind in der Nahrung ausreichend Mikronährstoffe vorhanden, die zum
Abbau der Kohlenhydrate und Fette sowie zur Verwertung von Eiweiß
erforderlich sind. Sind andererseits zu viele Sauerstoff-Akzeptoren etwa
durch übermäßige Fett-, Alkohol- oder Kohlenhydratzufuhr im Stoffwechsel vorhanden, so wie zu wenig Vitalstoffe, so dass die Versorgung mit
Sauerstoff nicht mehr nachkommt, kann es zu keiner Verbrennung der
angebotenen Nahrungsmittel kommen.

Die Leber benötigt wegen ihres hohen Anteils an Oxydationsprozessen,
die sie unter anderem auch zur Entgiftung schädlicher Giftstoffe braucht
ausreichend Sauerstoff. In den Fetten befindet sich anteilsmäßig zur Verbrennung zu wenig Sauerstoff. So verbrauchen 100 Gramm Fett etwa 205
Liter Sauerstoff zur vollständigen Oxydation. 100 Gramm Zucker verbren-
nen mit 75 Liter Sauerstoff. Die Leber enthält pro Leberzelle 800 bis 2.000
Mitochondrien, das Nierengewebe hat im Vergleich dazu nur etwa 300
Mitochondrien. Die Leber stellt somit eine Zentrale für Stoffwechselvorgänge dar.

---

[5] Biokatalysatoren sind polymere Biomoleküle, die biochemische Reaktionen in Organismen be-
schleunigen, indem sie die Aktivierungsenergie der Reaktionen herab- oder (seltener) heraufsetzen.
Sie gehen selbst unverändert aus den Reaktionen hervor und können somit viele Reaktionszyklen
hintereinander katalysieren. Zumeist handelt es sich bei Biokatalysatoren um Enzyme.

Viele Enzyme, die in weiterer Folge für die Energiegewinnung im Zitronensäurezyklus[6] sowie in Anwesenheit von Sauerstoff und Phosphat erforderlich sind, werden in der Leber ständig benötigt. Auch der Fett- und Cholesterin-Stoffwechsel wird von der Leber gesteuert und deshalb bedarf die Leber aufgrund ihrer zentralen Bedeutung größtmöglicher Pflege und Schonung.

Obst, Gemüse, vollwertiges Getreide beziehungsweise vollwertige nicht raffinierte Getreideprodukte, möglichst kalt gepresste Pflanzenöle, wie Leinöl, Olivenöl und Kürbiskernöl sind der beste Garant für die notwendigen Biokatalysatoren.

Der Zellstoffwechsel

Der Energieverbrauch in allen Organen des menschlichen Körpers erfordert ständige neue Zufuhr des verbrannten Materials, wenn der Körper in Balance bleiben, das heißt nicht von seiner eigenen Substanz zehren soll. Bereits im 18. Jahrhundert vermutete Lavoisier[7] richtig, dass der Kohlenstoff und der Wasserstoff der Nahrung unter Sauerstoffverbrauch verbrannt werden und dass dabei Kohlensäure, Wasser und Wärme entstehen.

Für die Energiegewinnung aus der Nahrung gibt es zwei Möglichkeiten:

- Erstens der Abbau über die so genannte Glykolyse. Es ist der Weg, der bei Sauerstoffmangel bei geringem Energiegewinn unter Hinterlassung saurer Stoffwechselzwischenprodukte abläuft. Leistungssportler kennen diesen Vorgang bei dem unter anaeroben sportlichen Anstrengungen der Laktat-Spiegel erhöht wird.

- Zweitens der Abbau bei Anwesenheit von ausreichend Sauerstoff, der im so genannten Zitronensäure- oder Krebszyklus mit den Endprodukten Kohlensäure und Wasser bei einem vielfa-

---

[6] Der Citratzyklus (auch Zitratzyklus, Zitronensäurezyklus, Tricarbonsäurezyklus oder Krebs-Zyklus) ist ein zentraler Kreislauf biochemischer Reaktionen im Stoffwechsel (Metabolismus) aerober Zellen von Lebewesen, der hauptsächlich dem oxidativen Abbau organischer Stoffe dient und Zwischenprodukte für Biosynthesen liefert.
[7] Antoine Laurent de Lavoisier (* 26. August 1743 in Paris; † 8. Mai 1794 ebenda) war ein französischer Chemiker und gilt als einer der Väter der modernen Chemie.

chen Energiegewinn abläuft. Eine Verschiebung des p.H.-Werts ins saure Milieu senkt die Effektivität dieser Prozesse.

Das menschliche Leben resultiert - was den Zellstoffwechsel betrifft - aus der Verbrennung. Es gibt bekanntermaßen die für den Zellstoffwechsel erforderliche Reaktion durch das Zusammenwirken spezifischer Enzyme mit dem aus der Nahrung gewonnenen Wasserstoff sowie den durch die Lunge aufgenommenen, durch die roten Blutkörperchen transportierten enzymaktivierten Sauerstoff. Dabei wird also Energie für die Adenosintriphosphatsynthese sowie Wärme erzeugt.

Ort dieser Produktionsstätte sind die chemischen Fabriken in den Mitochondrien der Körperzellen. Dort helfen mehr als hundert Fermente an der Bereitstellung des Kraftstoffes Adenosintriphosphat (ATP) mit. Von den zwei erwähnten Wegen der Energiegewinnung ist jener, der Glykolyse genannt wird, aus einer Zeit abstammend, in der es noch keinen Sauerstoff in der Erdatmosphäre gab. Dieser Vorgang, dessen Mechanismus auf Spaltung bzw. Gärung zurückzuführen ist, muss als Primitivstoffwechsel angesehen werden, als die Primitivzellen Kohlenhydrate ohne Sauerstoff, sprich anaerob, in einfache Bruchstücke spalten mussten. Das ergab in Summe einen relativ geringen Energiegewinn.

Als dann vor etwa 600 Millionen Jahren Pflanzen entstanden, die bei der so genannten Photosynthese Kohlensäure verbrauchten und Sauerstoff freigaben, entstand die zweite Form der Verbrennung. Hier wird mithilfe des nunmehr durch Atmung aufgenommenen Sauerstoffes die Nahrung zu Wasser und Kohlensäure verbrannt. Bei allen höher entwickelten Zellen der Tiere sowie auch des Menschen verläuft auch heute der Abbau der Kohlenhydrate bzw. Zucker noch nach diesen zwei Gesichtspunkten.

Eine Störung auf dieser Stufe des Zellstoffwechsels (wobei der Wasserstoff durch eine Hemmung der Sauerstoffübertragung dem, auf die Stufe der Triose[8] abgebauten Zucker, nicht entzogen und verbrannt werden kann) kann durch Zerstörung von Enzymen zur Bildung von Krebszellen führen. Dabei wird der Wasserstoff sofort auf die Brenztraubensäure[9]

---

8 Triosen sind die einfachsten Monosaccharide mit drei Kohlenstoffatomen im Kohlenstoffgrundgerüst. Sie haben alle die Summenformel $C3H6O3$ und unterscheiden sich durch die Art der Carbonyl-Funktion. Handelt es sich um eine Keton-Gruppe, so spricht man von Ketosen, bei einer Aldehyd-Gruppe nennt man sie Aldosen.
9 Die Brenztraubensäure (auch Acetylameisensäure genannt) ist die einfachste Ketosäure und ein häufiges Zwischenprodukt im aeroben und anaeroben Stoffwechsel.

übertragen, die dadurch zur Milchsäure und zwar zur pathogenen linksdrehenden Milchsäure wird.

Der Schlüssel der gesunden Zellfunktion liegt also an dieser Stelle, wobei der Säurestatus der Zelle hauptverantwortlich für das weitere Geschehen ist und die Notwendigkeit eines zelloptimalen p.H.-Wertes unterstreicht.

Mit anderen Worten heißt das, dass im Zellstoffwechsel einerseits Energie für unsere Arbeitsleistung, andererseits Wärme zur Aufrechterhaltung unserer Körpertemperatur erzeugt wird. Dazu erforderlich sind ein intaktes Zellmilieu mit regulärem p.H.-Wert und das Vorhandensein von Enzymen und Mikronährstoffen. Dazu kommt eine nach Möglichkeit optimale Ernährung, die den Brennstoff liefert und unter Anwesenheit von Sauerstoff aus der Atmung verstoffwechselt wird. Dazu stehen zwei Wege zur Verfügung: der „alte Weg" aus der sauerstofflosen Ära mit wenig Energiegewinn und der neue Weg unter Verwendung von Sauerstoff mit optimalem Energiegewinn. Was diesen zweiten Weg betrifft, bedarf es einiger zusätzlicher Erläuterungen. Damit der Sauerstoff aus der Atemluft optimal an die Zellkraftwerke gebracht wird, muss das Aufnahmeorgan Lunge gesund sein. Umweltschadstoffe der Luft sowie Tabakrauch behindern die Funktionsfähigkeit der Lunge sowie der Transportsysteme des Sauerstoffes der roten Blutkörperchen. Die Atemfrequenz sowie die Atemtiefe stellen weitere Faktoren für den Sauerstofftransport dar.

Für das Transportsystem der roten Blutkörperchen, den Erythrozyten, ist neben vielen anderen Faktoren für die optimale Aufnahmefähigkeit von Sauerstoff ein optimaler p.H.-Wert erforderlich. Dieser ist auch maßgeblich beteiligt bei der Abgabe von Kohlensäure durch die Lunge.

Die körperliche Voraussetzung für ein funktionstüchtiges System gewinnt man sowohl durch gesunde Ernährung als auch durch Training der Atmungsmechanismen der Lunge. Dabei spielt das Training unter aeroben Bedingungen die Hauptrolle. Dazu zählen alle moderaten Bewegungsarten wie Laufen bei nicht zu hoher Pulszahl, schnelles Gehen, Bergwandern, Rudern, Schwimmen, Skilanglauf, Radfahren, Golf, Tanzen, Eislaufen, Skitouren usw. Auch gezielte Übungen zur Kräftigung und zum Aufbau des prozentmäßig größten menschlichen Organsystems - nämlich der Muskulatur - sind vorteilhaft, weil dadurch die Leistungskraft unserer Zellkraftwerke, der Mitochondrien, beträchtlich erhöht werden kann und damit dem Problem Übergewicht entgegengewirkt wird.

Freie Radikale und Antioxidantien

Das Element Sauerstoff macht zwei Drittel des menschlichen Körpers aus. Ohne Sauerstoff kann der Mensch nur wenige Minuten überleben. Sauerstoff ist bei allen Stoffwechselvorgängen unserer Zellen maßgeblich beteiligt. Zur Verbrennung unserer Nahrungsstoffe benötigen die Zellen Sauerstoff, wobei im Inneren der Zellen, in der Energiezentrale der Mitochondrien, die Vereinigung von zwei Wasserstoff-Atomen mit einem Sauerstoff-Atom bei gleichzeitigem Freiwerden von Energie abläuft.

Eine Reihe von Wasserstoff übertragenden Enzymen, sprich Elektronen-Transporteuren, sind dabei erforderlich. Es reagieren dabei Stoffe in der Zelle mit den aus der Nahrung stammenden Vitaminen, Mineralien, Spurenelementen und anderen notwendigen Vitalstoffen. Bei diesen Reaktionen werden etwa sieben Prozent an Sauerstoffverbindungen freigesetzt. Diese Sauerstoffverbindungen, die Sauerstoffradikale genannt werden, können im gesamten Zellbereich zu schweren Schädigungen führen, wenn sie nicht durch Antioxidantien neutralisiert werden.

Freie Radikale zeichnen sich durch ein Elektronen-Defizit aus. Sie sind bestrebt das fehlende Elektron an sich zu reißen und können dabei den Anstoß zu oxidativen Kettenreaktionen geben. Das um ein Elektron beraubte Molekül holt sich das fehlende Elektron vom Nächsten usw. Dabei entstehen im menschlichen Blut pro Minute vermutlich 10^{21} Sauerstoff-Radikale, welche neutralisiert werden müssen. Dies geht nicht ohne Schäden an der Erbsubstanz DNA, die durch entsprechende Reparaturvorgänge wiederhergestellt werden müssen.

Wussten Sie, dass eine Zigarette hunderttausend
Milliarden Sauerstoffradikale (10^{14}) freisetzt, welche den
Antioxidantien zusätzliche Arbeit bereiten?

Entstehung von Sauerstoffradikalen

Freie Radikale sind reaktionsfreudige, aggressive molekulare Teilchen, die auch ganz normal im Stoffwechsel entstehen und in der Regel dort auch neutralisiert werden. Sie sind für viele lebenswichtige Prozesse notwendig. Freie Radikale entstehen allerdings dann exzessiv, wenn äußere Einflüsse wie Umweltgifte, Tabakrauch, UV-Strahlung oder Stress auf den Körper einwirken, aber auch dann, wenn zu viel oder falsche Nahrung aufgenommen wird. Dieses Übermaß an freien Radikalen benötigt dringend Elektronen, die von Molekülen mit normalen stabilen Verbindungen entzogen werden. Die dadurch ausgelöste Kettenreaktion führt zu einer langsamen Degeneration von ursprünglich gesundem Gewebe.

Neue Erkenntnisse lassen darauf schließen, dass viele degenerative Erkrankungen, die mit dem Alterungsprozess zusammen hängen, wie etwa Herz-Kreislauferkrankungen, Krebs, Grauer Star, Parkinson, Gehirnleistungsstörungen sowie generell Altersvorgänge und Degenerationsprozesse mit dem Vorhandensein freier Radikale bzw. dem Fehlen von Antioxidantien zusammenhängen. Vitalstoffe und Enzymsysteme, mit denen der Organismus solche freien Radikale kontrolliert und entschärft, bezeichnet man als Radikalfänger oder Antioxidantien.

Eine Reihe chemischer und physikalischer Ursachen führt zur Bildung von Sauerstoffradikalen: UV-Strahlung, Röntgenstrahlung, radioaktive Strahlen, TV- und Handy-Strahlen, Autoabgase, Tabakrauch, Industriegifte, Insektizide, Herbizide, durch chemische Zusätze belastete Nahrungsmittel, gegrilltes Fleisch, verschiedenste Chemikalien einschließlich gewisser Medikamente.

Im Körper entstehen bei Stresssituationen, besonders bei psychischen und physischen Schock-Situationen wie Herzinfarkt, Unfallverletzungen, Schlaganfall, Tod einer nahe stehenden Person oder beruflichen Ausnahmesituationen freie Radikale.

Auch sportliche Hoch- und Höchstleistungen wie Marathonläufe oder Iron Man, jedoch auch schon falsches Training mit anhaltenden anaeroben Verhältnissen, reichen aus, um beachtliche gesundheitsgefährdende Mengen an Sauerstoffradikalen entstehen zu lassen. Eine ausreichende Zufuhr von Antioxidantien ist in diesem Fall ebenso sinnvoll wie die Bedachtnahme auf die Zufuhr basenreicher Mineralstoffe und eventuell eine Substitution mit Basenmischungen.

Das Gute an freien Radikalen

Bei Training wird der Stoffwechsel der Mitochondrien (Verbrennungsfabriken der Zellen) angeregt. Die dabei entstehenden ROS[10] haben aber möglicherweise auch eine nützliche Aufgabe. Wie Forscher aus verschiedenen Ländern herausfanden, ergaben Versuche, dass der anfängliche Anfall von Radikalen offenbar notwendig ist, um die körpereigene Abwehr der freien Radikale in Gang zu bringen. Es handelt sich dabei offenbar um ein ähnliches Phänomen wie bei der Ankurbelung der Reparaturmechanismen durch milde radioaktive Bestrahlung. Wiederum sieht man, dass die Intensität der Aktivitäten oder der chemisch-physikalischen Beeinflussung der Zellen sowie die daraus resultierenden körperlichen Reaktionen dafür entscheidend sind, welche Auswirkungen Radikale und Antioxidantien letztendlich haben.

ROS führen auch bei chronischen Erkrankungen wie Krebserkrankungen, Erkrankungen der Atmungsorgane oder Immunerkrankungen zur Bildung oxydativer Stresszustände. Da bei Übergewicht bestimmte Krebserkrankungen vermehrt auftreten, vermutet man auch einen Zusammenhang mit vermehrter Lipid-Oxidation. Dabei werden vereinfacht gesprochen Fettmoleküle im Körper „ranzig" und Zellschäden treten auf, die später krebsig entarten können.

Antioxidantien sind in der Lage durch ihren Elektronenreichtum Sauerstoffradikale zu neutralisieren. Da auch Übersäuerung durch biophysikalische Prozesse Elektronen verbraucht, besteht ein Zusammenhang von Azidose mit vermehrter Oxidation und dem zu Folge erweist sich auch die Zufuhr ausreichender Mengen von Antioxidantien als wirksame Unterstützung bei der Behandlung akuter und chronischer Übersäuerung. Andererseits kann durch ausreichende Basenzufuhr die Bildung von Sauerstoffradikalen bei Stress und Übersäuerung gebremst bzw. deren schädigende Wirkung neutralisiert werden.

---

[10] Reactive Oxygen Species, englisch für Reaktive Sauerstoffspezies, auch als „Sauerstoffradikale" bezeichnet.

Was Antioxidantien alles bewirken können

- Sie verzögern den Alterungsvorgang.
- Sie sind in der Lage den Cholesterin-Spiegel positiv zu beeinflussen.
- Sie reduzieren das Arterioskleroserisiko.
- Antioxidantien vermindern das Krebs-Risiko.
- Sie wirken der latenten Übersäuerung entgegen.
- Man nimmt an, dass sie das Fortschreiten der Alzheimererkrankung hinauszögern können.
- Antioxidantien wirken hemmend auf das Tumorwachstum.
- Sie helfen dem Körper krebserregende Stoffe zu entgiften.
- Sie schützen die Augen vor Macula-Degeneration (...).
- Sie unterstützen die Abwehr von Raucherschäden.
- Sie bieten Schutz vor der Entstehung von Lungenerkrankungen wie COPD, Asthma oder Emphysem.
- Sie helfen bei der Entgiftung von Umweltschadstoffen.
- Bei den pflanzlichen Antioxidantien handelt es sich um phytochemische Substanzen, also pflanzliche Schutzstoffe. Sie dienen in der Natur in erster Linie den Pflanzen, indem sie diese gegen Krankheiten durch Umweltschadstoffe und UV-Strahlung schützen.

Die wichtigsten Antioxidantien

Vitamin A, Beta-Carotin, Vitamin C, Vitamin E, Coenzym Q 10, Cystein, Zink, Selen, Glutathion, Harnsäure, Taurin, L-Cystein, L-Methionin, Alpha-Liponsäure, sekundäre Pflanzeninhaltsstoffe, Pflanzenfarbstoffe. Großmolekulare, nicht-enzymatische Scavenger z.B. Lactoferrin, Haptoglobin, Hämopexin;

Der tägliche Bedarf ausgewählter Antioxidantien wird wie folgt eingeschätzt (Colgan, 2002):

Nährstoff	Tägliche Zufuhr
N-Acetylcystein	50 – 350 mg
L-Glutathion	100 – 200 mg
Vitamin A (Palmitat)	5.000 – 10.000 I.E.*
Beta-Carotin	10.000 – 25.000 I.E.
Vitamin C als Ascorbinsäure	2.000 – 10.000 mg
Vitamin C als Calciumascorbat	500 – 1.000 mg
Vitamin C als Magnesiumascorbat	500 – 1.000 mg
Vitamin C als Ascorbylpalmitat	250 – 500 mg
Vitamin E als Tocopherol-Komplex	200 – 800 I.E.
Vitamin E als d-α-Tocopherylsuccinat	400 1.200 I.E.
Zink (picolinat)	10 mg – 60 mg
Selen als Selenomethionin	200 – 400 mcg
Selen als Natriumselenit	100 – 200 mcg
Coenzym Q10	30 – 60 mg
* Internationale Einheiten	

Tabelle 4: Täglich empfohlene Zufuhr an Antioxidantien

Ausgewählte Antioxidantien im Detail

Terpene

Die Terpene bilden eine der größten Klassen der sekundären Pflanzeninhaltsstoffe. Sie kommen vorwiegend im grünen Pflanzeninhaltsstoff vor. Größere Konzentrationen findet man in Sojaprodukten. Die am besten erforschten Terpene sind die Carotinoide. Es handelt sich hierbei um starke Antioxidantien, die sowohl bei der Lipidperoxidation[11] als auch bei

---

[11] Unter Lipidperoxidation versteht man die oxidative Degradation von Lipiden. Bei diesem Prozess "stehlen" freie Radikale Elektronen von Lipiden in der Zellmembran und verursachen so eine Kettenreaktion, die zur Zellschädigung führt.

oxidativen Aktivitäten im Blut und anderen Körperflüssigkeiten aktiv werden.

Vitamin A

Vitamin A ist ein lebenswichtiger Nährstoff aus der Gruppe der fettlöslichen Vitamine, der das Immunsystem bei seiner Bekämpfung von Viren und Bakterien sowie anderen Krankheitserregern unterstützt. Es fördert die Sehkraft und ist für die Beschaffenheit der Haut mitverantwortlich. Pflanzen haben es ursprünglich erfunden, um sich gegen Angriffe von freien Radikalen, wie etwa die UV-Strahlung, Viren, Pilze, Bakterien und anderen Aggressoren zur Wehr zu setzen. Damit sind die Pflanzen Vorreiter bei der Konstruktion des Immunsystems. Die Farbstoffe der Carotinoide findet man auch im Lachs und in den Flamingofedern. Auch in der Pflanzenwelt verhindern die Carotinoide die Oxidation von Zellmolekülen durch freie Radikale.

So schützen sich Aprikosen, Brokkoli, Karotten, Spinat, Kürbis und Mangold gegen gefährliche UV-Strahlen und andere Bedrohungen. Auch grüner Pfeffer hat einen hohen Anteil an Vitamin A und Beta-Karotin. Grüner Pfeffer enthält außerdem noch andere Gen-schützende Inhaltsstoffe und wirkt gegen zellverändernde Einflüsse. Als fettlösliches Vitamin sollte es gemeinsam mit etwas pflanzlichem Öl oder Fett aufgenommen werden. Dünsten fördert die Aufnahme aus Spinat oder Möhren erheblich.

> Wussten Sie, dass Vitamin A (ebenso wie D, E und K) vom Körper am effektivsten in Kombination mit Fett aufgenommen wird?

Beta-Carotin zeigt eine stärkere Schutzwirkung gegen Krebserkrankungen als Vitamin A. Während hohe Mengen von Vitamin A (über 10.000 I.E.[12]/ Tag) toxische Wirkungen bei empfindlichen Personen auslösen können, zeigt Beta-Carotin selten Nebenwirkungen. Eine Gefahr besteht etwa dann, wenn Vitamin A in Tablettenform zu lange und zu hoch dosiert eingenommen wird. Bei einer Untersuchung von 250.000 Personen in Japan zeigte sich, dass Personen mit einem geringen Verzehr Beta-Carotin-

---

[12] Internationale Einheit (Abkürzung IE, engl. international unit bzw. IU) ist eine Maßeinheit für viele in der Medizin verwendete Präparate und Stoffe.

haltiger Nahrung ein gesteigertes Risiko für Lungen-, Magen-, Darm-, Prostata- und Gebärmutterhalskrebs aufwiesen.

Carotinoide sind allgemein Antioxidantien mit Krebs hemmenden Eigenschaften. Dabei handelt es sich um fettlösliche Pigmente, die in orangen, gelben, grünen und roten Gemüsen und Obstsorten vorkommen. Sie schützen diese vor allem vor schädlichen UV-Strahlen und anderen schädlichen Umweltfaktoren. Derzeit sind etwa 600 Carotinoide bekannt, davon ca. 50 in essbaren Früchten und Gemüsesorten. Sie schützen vor allem unsere Haut, Herz und Gefäßsystem und vermindern das Risiko an Bluthochdruck und Krebs zu erkranken. Zu weiteren bekannten Carotinoiden zählt außer Vitamin A und Beta-Carotin auch Lutein und Zeaxanthin.

Lutein kommt hauptsächlich im Spinat und grünem Gemüse vor. Als starkes Antioxidativum schützt es die Augen und verhindert die im Alter häufig auftretende mit Sehstörungen verbundene Makula-Degeneration[13].

Zeaxanthin bietet ebenfalls Schutz vor Makula-Degeneration, hat jedoch auch vorbeugende Wirkung gegen Krebserkrankungen. Es kommt in Brunnenkresse, Mangold, Chicoree, roten Rüben, Spinat und Mais vor.

Lycopen ist in seiner antioxidativen Wirkung stärker als Beta-Carotin. Es ist fettlöslich und hitzebeständig. Seine Krebs hemmende Wirkung konnte besonders in Hinblick auf die Entstehung und das Wachstum von Prostatakrebs verifiziert werden. Es kommt vor allem in Tomaten, auch Tomatensauce oder gekochten Tomaten sowie in Wassermelonen und roter Grapefruit vor.

Flavonoide

Die Flavonoide gehören zur purpurroten Farbgruppe. Sie kommen in roten Trauben und Rotwein vor. Das Resveratrol der Trauben ist ein Polyphenol-Flavonoid. Durch Resveratrol kann das Herzinfarkt- und Schlaganfall-Risiko vermindert werden, indem es die Bildung von Thromben und LDL-Cholesterin verhindert. Auf Krebszellen wirkt es ebenfalls wachstumshemmend. Gemeinsam mit Anthocyanen, die für die dunkelrote Farbe von Weintrauben verantwortlich sind, und Catechinen entfalten sie ihre positive Wirkung bei Herz-Kreislauferkrankungen.

Flavonoide findet man auch als wasserlösliche Farbstoffe in Gemüse, Getreide, Obst und Rinden. Außerdem findet man Flavonoide und Ant-

---

[13] Die Makula ist jener Bereich der menschlichen Netzhaut mit der größten Dichte von Sehzellen.

hocyanine in Schwarzbeeren, Kirschen, schwarzen Johannisbeeren, Erdbeeren, Pflaumen und Zwetschken. Diejenigen mit biologischer Wirksamkeit werden als Bioflavonoide bezeichnet. Manche übertreffen die Oxidationswirkung von Vitamin C um das Fünfzigfache. Die in roten Trauben enthaltenen Bioflavonoide haben in Bezug auf ihre Fähigkeit, die Oxidation von LDL-Cholesterin im Körper zu verhindern, sogar eine tausend Mal stärkere Wirkung.

Wenn im Zusammenhang von Antioxidantien mit Krebsprävention die Rede ist, sollte an dieser Stelle gesagt werden, dass Krebserkrankungen bei Frauen wie auch bei Männern die zweithäufigste Todesursache sind. Die Suche nach neuen Ansätzen der Krebsvorbeugung und Therapie ist dementsprechend intensiv.

Der Krebserkrankung liegt nicht nur ein einziger Auslöser zugrunde, sondern verschiedene Risikofaktoren aus der Umwelt, den Genen, der Ernährung usw. Die Krebsvorsorge mit Stoffen, die auch in der Natur Reparatur- und Regenerationsprozesse fördern, hat das Ziel, Zellen vor Schädigungen, die durch äußere Einflüsse entstehen, zu schützen.

Resveratrol und Catechine sind besonders deshalb interessant, weil sie einerseits stark antioxidativ, gegen Zellveränderungen wirkend (antimutagen) und Krebs hemmend wirken, sowie darüber hinaus die Entgiftungsleistung der Leber unterstützen, sondern auch deshalb, weil sie im täglichen Konsum von Genussmitteln beliebt sind. Resveratrol als Inhaltsstoff von roten Trauben und Rotwein, Catechine als Inhaltsstoffe von grünem Tee. Allerdings konnte eine Risikosenkung beim Brustkrebs von Frauen erst bei einer Menge von 10 Tassen Grüntee pro Tag festgestellt werden. In dieser Eigenschaft der Anwendung ist dem Verzehr von Grüntee Extrakten in Kapselform der Vorzug zu geben, weil dies leichter durchführbar ist.

Hingegen scheint die Empfehlung vier Gläser Rotwein pro Woche zu trinken um die Risikosenkung eines Prostatakrebses um 50 Prozent zu erreichen, leichter erfüllbar zu sein.

Catechine

Catechine sind Polyphenol-Flavonoide. Sie wirken wachstumshemmend auf Bakterienstämme, die zu lebensgefährlichen Erkrankungen führen können. Sie wirken ausgleichend auf einen gestörten Cholesterin-Spiegel und entfalten positive Eigenschaften bei Karies und Zahnfleischerkrankungen. Sie verringern das Risiko von Magen- und Lungenkrebs-Erkrankungen und können auch das Risiko an Arteriosklerose (Arterienverkalkung) zu erkranken hinauszögern. Sie kommen in Trauben sowie Traubensaft und Wein und besonders im grünen Tee vor.

Proanthocyanidine und Anthocyanidine

Diese sind auch als „Oligomere Proanthocyanidine" bekannt und unter der Bezeichnung OPC im Handel erhältlich. Sie besitzen eine hohe Gefäßschutzwirkung und verstärken Bindegewebsstrukturen von Sehnen und Bändern durch ihre Kollagen kräftigende Wirkung. Auf Kapillargefäße üben sie eine stabilisierende Wirkung aus und werden deshalb bei Krampfadern und blauen Flecken sowie gegen Hämorrhoiden eingesetzt. Die Kollagen beeinflussende Wirkung wird auch Risiko mindernd bei Arteriosklerose angesehen.

Beim Sport sind wasserlösliche Antioxidantien aus dieser Gruppe ebenfalls nützlich, da sie freie Radikale, die bei intensivem Training entstehen, neutralisieren helfen.

Isoflavone

Diese Stoffe pflanzlicher Herkunft findet man hauptsächlich in Sojabohnen und Hülsenfrüchten. Sie sind mit den Flavonoiden verwandt. Im Körper werden sie zu pflanzlichen Östrogenen umgewandelt und können so als hormonähnliche Verbindungen dazu beitragen, das Wachstum von Krebszellen, die hormonabhängig sind, zu blockieren. Sie finden auch Anwendung bei Hitzewallungen und anderen klimakterischen Beschwerden (Beschwerden der Wechseljahre).

Genistein und Daidzein sind Vertreter der Isoflavone. Genistein verhindert das Wachstum neuer Blutgefäße und hat damit eine verzögernde Wirkung bei der Ausbreitung von Krebszellen. Besonders im Zusammenhang von Brust- und Prostatakrebs wird seine Wirkung hervorgehoben. Daidzein wirkt blockierend auf Enzyme, die das Tumorwachstum fördern und entfaltet damit eine ähnliche Wirkung wie das Indol der Kreuzblütler. Beide kommen hauptsächlich in Sojaprodukten vor.

Limonoide

Wie schon der Name sagt, kommen Limonoide in den Schalen von Zitrusfrüchten vor. Eukalyptol, Pinen und Alfa-Limonen sind die Wirkstoffe, die speziell im Lungenbereich Schleimlösung erleichtern und Schutz des Lungengewebes bei degenerativen und entzündlichen Erkrankungen bewirken. Eucalyptusöl wird als Zusatz bei Inhalationsmitteln und Sauna-Aufgussöl verwendet.

Phytosterole

Diese Stoffe kommen im roten Klee, gelben und grünen Gemüsesorten sowie in Kürbissen und Soja vor. Phytosterole hemmen die Aufnahme von Cholesterin in das Blut. Zusätzlich erleichtern sie die Cholesterinausscheidung. Die Entwicklung von Dickdarmkrebs, Brustkrebs und Prostatakrebszellen wird durch Phytosterole blockiert.

Phenole

Sie sind Pflanzeninhaltsstoffe von Beeren, Melanzani und Grapefruits und geben ihnen die blaue, rot-blaue und violette Farbe. Sie hemmen entzündungsfördernde Enzyme und verhindern das Zusammenkleben von Blutplättchen. Darüber hinaus nimmt man noch weitere gesundheitsfördernde Eigenschaften an. So sollen sie die Wirkung von Vitamin C unterstützen, antiallergische Eigenschaften aufweisen, die LDL-Cholesterin Oxidation hemmen, Schutz vor UV-Strahlung bieten, antibakterielle Eigenschaften haben, entzündungshemmende Eigenschaften zeigen und krebshemmend wirken.

Quercetin

Dies ist ein stark wirksames Antioxidans, welches in roten und gelben Zwiebeln sowie in Weintrauben und Zucchinis vorkommt und möglicherweise Krebs im Frühstadium stoppen kann.

Thiole

Sie sind eine Klasse von schwefelhaltigen Pflanzeninhaltsstoffen die in Kreuzblütlern, Lauchgewächsen und in Pflanzen der Senffamilie enthalten sind.

Glucosinolate

Diese kommen vor allem in Kreuzblütlern vor. Kohl, weiße Rüben, Kohlrübe, Rettich, Radieschen, Senf, Kren und Raps enthalten diese Inhaltsstoffe. Sie unterstützen die entgiftenden Enzyme der Leber, beeinflussen die weißen Blutkörperchen unterstützend, hemmen das Tumorwachstum von Brust-, Lungen-, Magen-, Speiseröhren- und Darmkrebs.

Allyl-Sulfide

Sie sind in Zwiebeln und Knoblauch enthalten. Man erkennt sie am Geruch beim Abschneiden oder Zerkleinern. Sie steigern die Abwehrkraft des Immunsystems und entfalten günstige Wirkungen auf Herz und Kreislauf. Außerdem hemmen sie das Wachstum von Tumoren. Auf das Wachstum von Pilzen und Parasiten wirken Allyl-Sulfide hemmend. Der Cholesterin-Spiegel wird gesenkt, die Leberentgiftungsenzyme werden unterstützt. Auch Indole entfalten ähnliche Wirkungen.

Vitamin C

Die Ascorbinsäure, auch Vitamin C genannt, ist wohl das bekannteste und wahrscheinlich bedeutendste Vitamin. Der Nobelpreisträger Prof. Linus Pauling[14] nahm es selbst in hohen Dosen ein und empfahl eine tägliche Menge im Grammbereich.

Die Fähigkeit selbst Vitamin C im Körper zu produzieren ist im Laufe der Evolution des Menschen irgendwann verloren gegangen. Die Ursache war der Verlust eines Enzyms, welches nahe verwandte Lebewesen besitzen und demzufolge ihren Vitamin C-Bedarf selbst herstellen können. Es wird von vielen Enzymen benötigt und ist ein universeller Aktivator des Zellstoffwechsels. Als potentes Antioxidans gehört Vitamin C zu den Schutzmechanismen des Körpers. Es wird für die Kollagenbildung benötigt, zur Unterstützung des Immunsystems, zur Regulation des Cholesterinspiegels, es hilft bei der Produktion des Interferons und der Antistresshormone. Für eine intakte Hirnleistung wird es ebenso benötigt, wie für Reparaturmaßnahmen. Außerdem ist es bedeutsam für die Gesunderhaltung der Augen, der Zähne, des Zahnhalteapparates, der Blutgefäße, des Herzens und der Knochen. Für die Aufnahme von Eisen wird es ebenso gebraucht, wie für die Entgiftung. In der Arteriosklerose- und Krebsprophylaxe ist es als Antioxidans unverzichtbar. Es reichert sich in hohen Konzentrationen in den Hormon ausschüttenden Nebennieren und in der Hirnanhangdrüse Hypophyse sowie in den Augenlinsen an. In allen Stresssituationen wird besonders viel Vitamin C benötigt.

---

[14] Linus Carl Pauling (* 28. Februar 1901 in Portland, Oregon; † 19. August 1994 in Big Sur, Kalifornien) war ein US-amerikanischer Chemiker deutscher Abstammung. Er erhielt 1954 den Nobelpreis für Chemie für seine Forschungen über die Natur der chemischen Bindung und ihre Anwendung bei der Aufklärung der Struktur komplexer Substanzen. 1962 erhielt er den Friedensnobelpreis als besondere Auszeichnung für seinen Einsatz gegen Atomwaffentests und ist damit neben Marie Curie der bislang einzige Träger zweier unterschiedlicher Nobelpreise.

Wussten Sie, dass der Mensch die Fähigkeit Vitamin C selbst zu erzeugen im Laufe der Evolution verloren hat, während Tiere in Stresssituationen immer noch in der Lage sind ein Hundertfaches davon zu erzeugen?

Personen mit einer hohen Vitamin C-Zufuhr erkranken seltener an Speiseröhren-, Magen, Dickdarm- und Mastdarmkrebs. Dies ergaben Studien von Dr. Bjelke an der Universität Minnesota. Die Mengen, welche die Bildung von Karzinogenen verhindert haben, liegen jedoch im Grammbereich (Science Daily, 2007). Vitamin C verwandelt außerdem verbrauchtes Vitamin E wieder in seine bioaktive Form zurück und schont so die Vorräte von Vitamin E. Vitamin C hindert auch die Fresszellen[15] daran, LDL-Partikel aufzunehmen. Dadurch entfaltet Vitamin C eine Strategie zur Vorbeugung von Arteriosklerose.

Vitamin C kommt in allen Zitrusfrüchten, Kiwi, Zwiebeln, Paprika, Brokkoli, Kraut sowie in anderen Obst- und Gemüsesorten vor.

Vitamin E

Vitamin E gewährleistet durch seine Schutzfunktion als Antioxidans Gesundheit und Stabilität verschiedener Körpergewebe. Ohne Vitamin E könnte das Fett im Körper ranzig werden. Die Altersflecken an unseren Händen sind typische Orte wo Fettstoffe von freien Radikalen oxidiert wurden und mit Eiweiß Verbindungen eingegangen sind, die schwer abbaubar sind. Diese Verbindungen, Lipofuszine genannt, können auch an anderen Körperstellen auftreten, wo sie nicht sichtbar sind, wie etwa Lunge, Niere, Fettzellen, Muskeln, Gehirn oder Nervensystem.

Durch seinen Oxidationsschutz leistet es auch der Zellatmung wertvolle Dienste und es unterstützt die roten Blutkörperchen auf ihrem Weg durch den ganzen Körper. Indem es die Blutgerinnung und Verklumpung von Blutbestandteilen verhindert, wirkt es gegen Durchblutungsstörungen. Beim Mann führt ein Mangel an Vitamin E zu einer mangelhaften Spermien-Produktion und wirkt so als Fruchtbarkeitsvitamin. Gemeinsam mit Vitamin A schützt es Linse und Netzhaut des Auges vor schädlichen Einflüssen.

---

[15] Ein Phagozyt ist eine sog. "Fresszelle", die belebte oder unbelebte Gewebs- oder andere Teile aufnehmen und verdauen kann.

Die verschiedenen Sorten von Vitamin E, von denen es mindestens acht gibt, kommen vor allem in Pflanzenölen, die aus Getreidekeimen oder Samen gewonnen werden, vor. Reich an Vitamin E sind etwa Sonnenblumenöl, Sojaöl, Rapsöl, Kürbiskernöl, Leinöl, Sesamöl, Mandeln, Walnüsse und Olivenöl. Geringere Mengen sind in Butter, Vollkorngetreide, Eiern und Milch enthalten.

Vitamin E entfaltet ebenfalls Schutzfunktionen gegen das Auftreten verschiedener Krebsarten. In einer Studie mit Männern konnte gezeigt werden, dass bei einer hohen Zufuhr von Vitamin E das Krebsrisiko für alle Arten von Krebs um 30 Prozent gesenkt werden konnte.

Eine andere Studie mit Frauen zeigte, dass bei einem Beobachtungszeitraum von acht Jahren bei denjenigen Frauen, die einen niedrigen Vitamin E-Blutspiegel aufwiesen, das Krebsrisiko in der Nachbeobachtungsphase um 160% erhöht war. Zur Erzielung schützender Wirkungen werden jedoch Mengen von mindestens 200 I.E. pro Tag empfohlen. Außerdem ist es ratsam Vitamin E-Gemische zu verabreichen und nicht nur eine Vitamin E-Komponente wie etwa Alpha-Tocopherol[16].

Über höhere Dosierungen gibt es widersprüchliche Meinungen. Die Behauptung, dass höhere Mengen zu Nebenwirkungen wie Blutdruckerhöhung und anderen toxischen Wirkungen führen soll, wird von anderen Autoren in Abrede gestellt. Auch eine Studie von Bjelakovic zum Thema Antioxidantien und erhöhte Mortalität, besonders in Bezug auf Vitamin A und E, wurde von Experten unter die Lupe genommen. Sie kamen zu dem Schluss, dass die Studie keine ausreichende wissenschaftliche Begründung zeigte, Vitamin A und Vitamin E als gefährlich einzustufen und daraus folgend keinen Anlass sahen, Antioxidantien kritischer zu bewerten als zuvor (Universitätsprotokolle Hohenheim, 2007).

Selen

Bei vielen chronischen Erkrankungen einschließlich Krebserkrankungen werden niedrige Selenwerte gefunden. Es gehört auch zu den wirkungsvollsten Vorbeugungsmitteln gegen vorzeitiges Altern. Selen unterstützt das Immunsystem und besitzt Tumor hemmende Eigenschaften. Es stimuliert die Produktion von Immunglobulin und stimuliert die Killerzellen[17].

---

[16] Vier der bekannten Vitamin-E-Formen werden Tocopherole genannt (abgeleitet von den altgriechischen Wörtern τόκος/tókos, „Geburt" und φέρειν/phérein, „tragen", „bringen").
[17] Als Killerzellen werden Zellen des Immunsystems bezeichnet, die veränderte Körperzellen – von Krankheitserregern befallene Zellen oder Krebszellen – erkennen und deren Tod herbeiführen.

Die Muskulatur braucht für ihre volle Funktionsfähigkeit Selen ebenso wie das Herz-Kreislaufsystem und die Gefäße. Augen, Leber, Bauchspeicheldrüse und Schilddrüse brauchen Selen. Es hilft dabei Blutblättchen am Verkleben zu hindern und wird bei der Entgiftung von Schwermetallen wie Blei, Kadmium im Zigarettenrauch und auch Quecksilber dringend gebraucht.

Selen ist ein unentbehrlicher Bestandteil der Glutathionperoxidase. Diese gehört zu den effektvollsten körpereigenen Radikalfängersystemen. In seiner Funktion als Antioxidans arbeitet Selen eng mit dem Vitamin E zusammen.

Entsprechende Studien, die an der Universität von Arizona durchgeführt wurden, geben für Selen eine Verminderung des Krebsrisikos von 41% und eine Senkung der Rate von Krebstoten von 52 % an (Jama, 1996).

Selen wird auch als Kombinationstherapie beim Lymphödem mit gutem Erfolg eingesetzt (Kasseroller, 1997). Es verhindert das Auftreten von Infektionen, es ersparte die prophylaktische Dauergabe von Antibiotika um Infektionen vorzubeugen, es verbesserte den Zustand der Haut und führte zu einer Reduktion des Ödemvolumens. Die Dosierung betrug 1.000 Mikrogramm in der ersten und 300 Mikrogramm in den weiteren Therapiewochen.

Melanom-Patienten zeigten gegenüber gesunden Kontrollpersonen schon in frühen Stadien der Erkrankung niedrigere Selenwerte. Selen ist bekannt dafür, dass es die Haut vor oxidativen Prozessen, wie etwa der UV-Strahlung schützt. Da die meisten Böden niedrige Selenwerte aufweisen, sind auch Feldfrüchte und das hervorgebrachte Fleisch nicht ausreichend selenhaltig. Studien aus China ergaben eine deutliche Risikosenkung beim Prostatakarzinom bei einer täglichen Nahrungsergänzung von 400 Mikrogramm.

 Vorsicht: Verwechslungen von Mikro- und Milligramm können bei Selen tödlich ausgehen. Im Allgemeinen werden Supplementierungen von 50 bis 300 Mikrogramm pro Tag empfohlen. Empfohlen wird auch die Zufuhr in Form des Selenmethionins, einer organisch gebundenen Selenverbindung.

Wussten Sie, dass Selen tödlich sein kann?
Bereits ein Milligramm kann bei längerer Einnahme
toxische Nebenwirkungen verursachen.

In der Nahrung findet man Selen in Fischen wie Hering, Thunfisch oderSardine, Soja, Weizenvollkorn, Leber, Fleisch- und Milchprodukten sowie in weißen Bohnen.

Coenzym Q10

Das Coenzym Q10 ist eine vitaminähnliche Substanz, die der Körper selbst aus den Aminosäuren Phenylalanin oder Tyrosin herstellen kann, sofern alle anderen Nährstoffe wie L-Methionin, die Vitamine B3, B5, B6, B12 und Folsäure ausreichend vorhanden sind. Obwohl „Ubichinon" (=Coenzym Q) in Nahrungsmitteln weit verbreitet ist, nimmt der Gehalt an Q10 im Alter ab. Ein 50-jähriger Mensch hat bereits 40% weniger Q10 als ein 20-jähriger. Die Ursache für den Rückgang ist die Abnahme eines Leberenzyms, welches die Umwandlung von Coenzym Q in Q10 vermittelt. Es wird vermutet, dass ein Zusammenhang zwischen der Verfügbarkeit von Q10 und der Fähigkeit von Enzymsystemen besteht, die für die Reparatur von DNS (Desoxiribonukleinsäure) verantwortlich sind. Eine intakte DNS ist wiederum die Voraussetzung für ordnungsgemäße Zellteilung und Energieproduktion der Zelle und damit auch ein Merkmal für die Einschätzung des biologischen Alters.

Q10 hat eine wichtige Aufgabe im Energiestoffwechsel der Zellen. Als fettlösliche Substanz wirkt es zusammen mit Enzymen in den Membranen der Mitochondrien, die aus Fettsäuren gebildet sind. In diesen Membranen wird in der so genannten Atmungskette Energie gewonnen. Die oxidative Phosphorylierung liefert Adenosintriphosphat (ATP). Es aktiviert an dieser Stelle das Zustandekommen von Körperenergie. Besonders hohes Vorkommen muss in Herz, Leber und Niere gewährleistet sein. Aufgrund seiner zahlreichen Doppelbindungen im Molekül ist Q10 ein stark wirkendes Antioxidans.

Q10 kann noch wirksamer als Vitamin E freie Radikale in fetthaltigen Zellbereichen entschärfen. Außerdem kann es - ähnlich wie Vitamin C - verbrauchtes Vitamin E wiederherstellen, welches dann als antioxidatives Schutzsystem neuerlich zur Verfügung steht.

Im Tierversuch konnte bei Mäusen das Risiko einer Dibenzpyren-induzierten Karzinomerkrankung um 25% reduziert werden. Dibenzpyren ist eines der stärksten Krebsauslöser im Tabakrauch. Beim Menschen sind keine Krebs schützenden Dosen bekannt. Aufgrund der altersbedingten Abnahme der Q10 Produktion wird eine Supplementierung von 0,5 bis 3 mg pro Kilogramm Körpergewicht diskutiert.

Glutathion

Glutathion ist eine körpereigene, lebenswichtige Verbindung, die der Körper selbst herstellen und die mit der Nahrung aufgenommen werden kann. Es spielt eine wesentliche Rolle bei körpereigenen Entgiftungsvorgängen. Da es mit fast allen im Körper auftretenden freien Radikalen reagieren kann, hat es eine große Bedeutung als Antioxidans. Chemisch gesehen besteht es aus den drei Aminosäuren Glycin, Glutaminsäure und dem schwefelhaltigen Cystein. Nach heutiger Ansicht stellt es das wichtigste nicht-enzymatische Antioxidans dar. Durch die Tätigkeit der selenabhängigen Glutathionperoxidase[18] wird die Anreicherung von toxischen Peroxiden wie Wasserstoffperoxid und Lipidhydroxiperoxid im Gewebe verhindert. Bei der Entgiftung von Fremdstoffen und Toxinen wird es ebenfalls bei der Glutathion-S- Transferase gebraucht. Reduziertes Glutathion kann im Körper zirkulierende Schwermetalle abfangen. Die gebildeten Komplexe werden über die Gallenflüssigkeit in den Darm und in der Folge mit dem Stuhl ausgeschieden.

Das beim Alkoholabbau anfallende Acetaldehyd wird von Glutathion gebunden. Chronische Alkoholzufuhr führt zu einem Abfall des Glutathionspiegels.

Glutathion spielt auch eine Rolle bei der Reparatur des Erbmaterials und sollte daher ähnlich wie Vitamine ständig in ausreichender Konzentration zur Verfügung stehen. Eine besondere Bedeutung hat es bei der Entgiftung von Paracetamol, einem häufig verwendeten Schmerz-stillenden und Fieber-senkendem Mittel und Quecksilber.

---

[18] Die Glutathionperoxidasen katalysieren die Glutathion-abhängige Reduktion von organischen Peroxiden und Wasserstoffperoxid.Besondere Bedeutung erlangen Glutathion-Peroxidasen als Bestandteil der zellulären Abwehr gegen die Folgen von oxidativem Stress. Störungen in der Funktion solcher Selenoproteine gehen mit Mangelsyndromen wie der Keshan- und Kaschin-Beck-Krankheit einher und mögen eine Rolle bei der Tumorentstehung, bei der Atherosklerose und - in Konjugation mit 4-Hydroxynonenalen - bei neurodegenerativen Erkrankungen spielen.

Angesichts der enormen Bedeutung des Glutathions für die verschiedenen Entgiftungsvorgänge sowie die Möglichkeit eines verringerten Glutathionspiegels unter dem Einfluss von Schadstoffen, Genussmitteln und bestimmter Medikamente, wird die Supplementierung bei entsprechenden Verhältnissen diskutiert.

Als vorbeugende Dosierung werden 100- 200 mg/Tag empfohlen. Bei toxischen Belastungen werden bis zu 600 mg/Tag vorgeschlagen.

Sogar Vorstufen von Antioxidantien wirken als Schutzstoffe

Es wurde beobachtet, dass Molke-Eiweiß die Immunität um ein Vielfaches steigern kann. Dies konnte bei der Beobachtung anderer Eiweißwirkungen nicht festgestellt werden. Als Hauptgrund wird angenommen, dass Molke-Protein einen hohen Anteil an der Aminosäure Cystein hat. Cystein ist ein Baustein von Glutathion. Es konnte beobachtet werden, dass bei Tieren, welche mit Molkeprodukten gefüttert wurden, die Glutathionspiegel rasch anstiegen und durch diesen Anstieg auch die Immunität erhöht wurde. Molke scheint tatsächlich das gesündeste Milchprodukt zu sein.

Alpha-Liponsäure

Da in vielen Untersuchungen eine Erhöhung des Glutathionspiegels nach der Aufnahme von Alfa-Liponsäure festgestellt wurde, kann die Zufuhr derselben den Glutathiongehalt des Körpers verbessern. Auch die Alfa-Liponsäure hat antioxidative und Schwermetall bindende Eigenschaften.

Carnosin

Auch Carnosin, welches aus den Aminosäuren Histidin und Beta-Alanin zusammengesetzt ist, hat antioxidative Eigenschaften. Es hemmt die Oxidation der mehrfach ungesättigten Fettsäuren in den Zellmembranen und erhöht gleichzeitig ihre Durchlässigkeit. Carnosin wird eine große Bedeutung bei der Verhinderung von Alternsprozessen zugeschrieben. So wird oxidativer Stress mitverantwortlich gemacht bei der Entstehung von Morbus Alzheimer, Grauem Star und bei diabetischen Spätschäden. Bei der Glycosilierung, einer Eiweiß-Zucker-Reaktion, verbinden sich Zucker enthaltende Stoffe mit körpereigenem Eiweiß. Dadurch entstehen sogenannte AGEs (Advanced Glycation Endproducts), die zu Quervernetzungen mit weiteren Proteinen oder auch dem Erbmaterial führen können. Carnosin schützt die körpereigenen Eiweiße vor dem Glycosilierungsvorgang und verhindert die Entstehung von Querverbindungen. Das Gehirn kann von den möglichen schädigenden Wirkungen von Kupfer und Zink bewahrt werden. Die Leberentgiftungssysteme werden von Carnosin unterstützt. Carnosin zählt zu den Vitalstoffen, die vor degenerativen Veränderungen am Nervensystem schützen können.

 Da Antioxidantien synergistisch zusammenarbeiten, ist es ratsam, diese bei Supplementierung in Kombination und am besten gemeinsam mit Vitaminen, Mineralstoffen und Spurenelementen einzunehmen.

Zusammenfassend kann man sagen:

- Sauerstoff spielt im Zusammenhang mit optimalem p.h.-Wert und Biokatalysatoren eine Schlüsselrolle für die Erhaltung und Entgiftung des Zellstoffwechsels.
- Die Ernährung liefert dabei den Brennstoff, welcher mittels Sauerstoff verstoffwechselt wird und dabei Energie sowie Wärme abgibt. Qualität der Nahrung und Reinheit der Atemluft sorgen dafür, dass die biochemischen Reaktionen im Körper möglichst giftfrei ablaufen.
- Ein weiteres Zellstoffwechselprodukt sind die freien Radikale: In sehr geringen Mengen können sie die Abwehrkräfte stärken. Sie werden andererseits aber auch als Verursacher für langzeitschädigende Wirkungen (degenerative Erkrankungen sowie allgemeine Lebensverkürzung) verantwortlich gemacht.
- Pflanzen (Früchte, Gemüse, Samen und Kerne) liefern sogenannte Antioxidantien, welche die schädliche Überzahl an freien Radikalen neutralisieren. Täglich frisches unbehandeltes Obst und Gemüse sorgen also erwiesenermaßen für einen optimalen Schutz und gleichen den Stoffwechsel nachhaltig aus.

Wasser

In diesem Kapitel geht es um folgende Themen:

- **Bedeutung von Wasser im Körper**
- **Unterschiedliche Wasserarten**
- **Wasserbedarf des menschlichen Körpers**

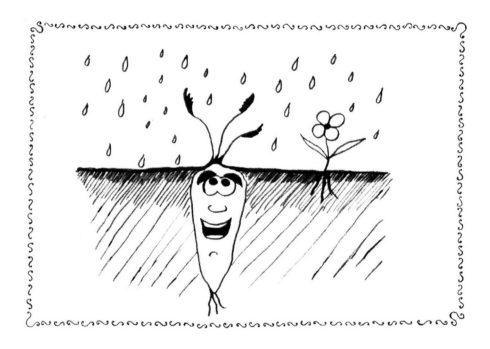

Wasser ist die Grundlage des Lebens auf dem Planeten Erde. Es war und ist das Urelement, der Puls des Lebens und bestimmte die Evolution aller Lebewesen. Heute sind 70 Prozent der Erdoberfläche von Wasser bedeckt. Ozeane, Seen und Flüsse machen mehr als zwei Drittel der Erdoberfläche aus. Wasser macht auch etwa 60 Prozent der menschlichen Körpermasse aus. Embryos und Neugeborene haben einen größeren Wasseranteil, im Alter nimmt der Wasseranteil ab, der Mensch wird trockener und knorriger. 70 Prozent des Körperwassers ist in den Zellen, über 20 Prozent befindet sich im Bindegewebe, knappe 10 Prozent im Gefäßsystem. Dabei erinnert der Salzgehalt der Zellen des menschlichen

Körpers an die Beschaffenheit des Ur-Ozeans. Deshalb sollte sich der Mensch mit seinem Urquell auseinandersetzen, im Körperinneren, wie auch in seiner Umwelt, wenn er sich mit der für den Mikrokosmos Mensch sowie für den Makrokosmos Erde allerwichtigsten Substanz beschäftigt und dauerhafte Gesundheit anstrebt.

Wussten Sie, dass sich der größte Wasseranteil des menschlichen Körpers im Gehirn befindet?

So ist auch der saure Regen durch Störung des Säure-Basen-Gleichgewichts der Erde mit nachfolgender Schädigung der Wälder und Grünzonen zu vergleichen mit dem Ungleichgewicht im menschlichen Körper, welches bei Übersäuerung des Organismus eintritt und eine Fülle von Krankheiten nach sich zieht. Während das Wasser der Erde im globalen Kreislauf einer ständigen Reinigung unterworfen ist, geschieht dies im Mikrokosmos Mensch durch den Blutkreislauf sowie durch die Ausscheidungsorgane, an erster Stelle die Niere. Auch das Lymphsystem übernimmt mit seinem weitverzweigten flussähnlichen System Reinigungsaufgaben und sorgt mit seinem Flüssigkeitskreislauf dafür, dass Gifte und Infekt-Erreger unschädlich gemacht werden.

Arten von Wasser

Mineralwasser

Mineralwasser muss - um seinem Namen gerecht zu werden - aus unterirdischen Quellen stammen, am Quellort abgefüllt sein und Mineralstoffe enthalten, die durch eine Quellanalyse bestätigt und ausgewiesen sind. In früheren Zeiten, bevor EU-Normen in Kraft traten, gab es für Mineralwässer auch die Forderung, dass mehr als 1.000 Milligramm feste oder gelöste Stoffe pro Liter Wasser nachweisbar sein müsst en.

Meist wird Mineralwasser mit Kohlensäure versetzt, sofern nicht ausreichend natürliche Kohlensäure vorhanden ist. Diese soll der längeren Haltbarkeit sowie der Geschmacksverbesserung dienen. Inwiefern die Kohlensäure zu einer Übersäuerung des Organismus beiträgt, wird verschieden beurteilt. Während einerseits behauptet wird, dass die Kohlensäure problemlos abgeatmet werden kann, machen andere Experten eine Belastung des Bikarbonatpuffers geltend. „Stilles", das heißt kohlensäurefreies Wasser, wird zur Entkeimung in der Regel mit UV-Licht oder Ozon behandelt.

Beide Methoden stören angeblich die positiven Cluster und sollen so deren Wert mindern.

Quellwasser

Dieses Wasser muss einer Tiefquelle entnommen sein. Es werden keine Inhaltstoffe deklariert. Viele Empfehlungen, hinsichtlich des täglichen Wasserkonsums, beziehen sich auf Quellwasser oder sogenanntes „strukturiertes" Wasser.

Es lässt sich gewinnen, indem man Quell- oder Leitungswasser mit Edelsteinen oder Halbedelsteinen gemeinsam in ein Wasserglas oder einen Krug füllt.

Tafelwasser

Es braucht keine besondere Mineralisierung und darf mit Zusatzstoffen versehen werden. Es darf auch aus verschiedenen Quellen gemischt sein. In Österreich bezieht man Tafelwasser in der Regel aus dem Wasserhahn.

Heilwasser

Dem Heilwasser müssen entsprechende Heilwirkungen nachweisbar sein, außerdem unterliegt es dem Heilmittelgesetz. Es ist anzunehmen, dass Informationsimpulse der Quellinhaltsstoffe sowie feinstoffliche Energien (welche sich im Laufe vieler Jahre durch den Kontakt des Wassers mit den Mineralien des Heilwassers sowie den Energieinformationen beim Gesteinsdurchtritt ergeben) ausschlaggebend für das Wirkungsbild des Heilwassers sind. So gibt das Wasser die energetischen Informationen und die Kraft, die es beim Durchtritt durch verschiedene Mineralien gesammelt hat, wieder in Form von Heilkraft an den Menschen zurück.

Belebtes Wasser

Einer der Pioniere zur Wasserenergetisierung war *Viktor Schauberger*. Seine Geräte, die auf dem Prinzip der Wasserverwirbelung beruhen, sind heute durch patentierte Geräte seines Sohnes *Walter Schauberger* in mehreren Ländern (Österreich, USA, Dänemark Schweden) auf dem Markt.

Am bekanntesten sind heute die Wasserbelebungsgeräte von *Johann Grander*. Wie Schauberger geht auch Grander ohne die Einbeziehung wissenschaftlichen Denkens an die Beobachtung der Natur. Bis 1974 Tankstellenbetreiber, befasste er sich mit magnetischen Kräften im Wasser, da er zu beobachten glaubte, dass dieses Medium die Schwingungen des Magnetfeldes aufnehmen und in der ganzen Natur verbreiten kann. Die dem schlecht behandelten oder verunreinigten Wasser verlorenen Hochfrequenzschwingungen wieder zuzuführen, welche Information und Energie wieder zurückbringen, war dabei sein Ziel. Mit dem biotechnischen Verfahren strebte er ein Wasser mit starker innerer Spannkraft an, das wieder dynamischer und beweglicher wird. Er vermutet, dass Wasser sich mit seiner Umgebung in einen Zustand der Resonanz begibt, sich also den Schwingungen von Mineralien und Gesteinen anpasst, die ihrerseits wiederrum mit den Schwingungen der Planeten verbunden sind.

Um zu seiner ursprünglichen Lebenskraft zurückzufinden, sollten für das Wasser drei Forderungen erfüllt sein:

- es darf keine negativen Informationen mittragen,
- es muss sauber sein und
- es muss eine starke innere Spannung besitzen.

Bei seinen Versuchen mit Magnetfeldern entdeckte er einen Weg, wie er Wasser erhalten konnte, das auf Grund seiner inneren Kraft die Erfüllung der drei Ziele anstrebt. Mit „legierten Magnetfeldern" versuchte er dem „kranken Wasser" seine ursprüngliche kosmische Schwingung und Kraft wiederzugeben. Aufgrund des Resonanz-Prinzips nimmt das Leitungswasser die magnetischen Informationen auf, speichert sie und leitet sie weiter. In den metallenen Halbhohlzylindern befinden sich auf der konkreten Ebene der Grander-Geräte speziell geladene Flüssigkeiten, an denen das degenerierte Leitungswasser vorbeigeführt wird. Dadurch entstehen mäanderförmige Drehbewegungen, wobei eine Informationsübertragung im Molekularbereich erfolgen soll. Solche Wasserbelebungsgeräte für Wasserleitungen, Heiz- und Kühlkreisläufe, Brunnen-, Teich- und Biotop-Belebung etc. sind heute in einer Preisspanne von 500 bis ca. 10.000 Euro erhältlich und finden weltweite Verwendung obwohl deren wissenschaftliche Beweisführung bis heute noch nicht erbracht werden konnte.

Destilliertes Wasser

Die russische Ärztin *Galina Schatalova* verbietet ihren Patienten kategorisch Leitungswasser zu trinken. Sie empfiehlt ihnen stattdessen strukturiertes oder destilliertes Wasser, schon gar nicht chloriertes Wasser. Außerdem werde die chemische Zusammensetzung, der Salzgehalt und seine Struktur bei der Verarbeitung im Wasserwerk gestört. Entkeimung sowie die Entfernung grober mechanischer Fremdstoffe sei zu wenig für gesundes Wasser. Reines Quellwasser sei jedoch günstig, oder aber destilliertes Wasser. Dieselbe Empfehlung gibt der amerikanische Mikrobiologe Dr. O. Young, der neben der Destillation auch noch die Umkehrosmose[19] zur Qualitätsverbesserung des Wassers anrät. Er meint, dass destilliertes Wasser (verdampft und kondensiert) ebenso wie sauberes Regenwasser mehr Sauerstoffatome oder Hydroxyl-Gruppen (OH) und weniger Wasserstoffatome (H^+) besitzt. Dadurch werde das Wasser weniger sauer, also neutraler und helfe so dem Körper saure „Schlacken" besser zu lösen und auszuschwemmen.

Dr. Young empfiehlt außerdem noch die Hinzufügung sogenannter p.H.-Tropfen und zwar entweder ClO_2 (Chlordioxid) oder Wasserstoffperoxid.
In einem Punkt unterscheiden sich Dr. Young und Dr. Schatalova jedoch grundlegend - nämlich bei der empfohlenen Tagestrinkmenge. Dr. Young rät bei einer vorwiegend basenorientierten, vegetarischen Kost - deren Hauptbestandteil Gemüseprodukte, nach Möglichkeit aus biologischem Anbau, sind - 4 Liter Wasser pro Tag zu trinken und berichtet von eindrucksvollen Heilungen seiner Patienten (Young, 2003) während Dr. Schatalova mit ihrer Empfehlung zu rein pflanzlicher Ernährung davon ausgeht, dass ein gesunder Mensch, der sich an die von ihr empfohlene „artgerechte Ernährung" hält, mit einem Minimum an Wassermenge auskommt. Schatalova geht davon aus, dass zur Erhaltung des Grundstoffwechsels nicht mehr als 250 bis 400 Kalorien täglicher Nahrungszufuhr notwendig sind (Schatalova, 2002). Alles was wir mehr an Nahrung zu uns nehmen, belaste nur den Körper und muss von ihm entsorgt werden, so dass der Mensch sein „normales Lebensalter" von 150 Jahren nicht erreichen kann. Sie berichtet von ihren spektakulären Versuchen, die sie mit zuvor kranken Patienten bei ihren Wüstendurchquerungen gemacht hat und die alle ihre Teilnehmer gesund überstanden haben.

Dr. Young liegt mit seiner Forderung nach 4 Liter Trinkmenge pro Tag wohl am oberen Rand einer vertretbaren Skala. Kleinere Trinkmengen lassen sich bei einer Kost mit vorwiegend Frischgemüse und Obst schon eher rechtfertigen.

Die Behauptung, dass aus ernährungswissenschaftlicher Sicht der Konsum größerer Mengen destillierten Wassers nicht unbedenklich sei, wird von

---

[19] Die Umkehrosmose oder Reversosmose ist ein physikalisches Verfahren zur Aufkonzentrierung von in Flüssigkeiten gelösten Stoffen, bei der mit Druck der natürliche Osmose-Prozess umgekehrt wird.

anderen Autoren, die sich mit Ernährung experimentell und wissenschaftlich beschäftigen, entkräftet. Pflanzliches Material ist der hauptsächliche Mineralstoff-Lieferant für die menschliche Rasse. Mineralien müssten demzufolge nicht aus dem Wasser bezogen werden.

Die Befürworter des Konsums von destilliertem Wassers gehen davon aus, dass in der mineralstoffhaltigen Pflanzenkost ausreichend „organisch gelöste Mineralien" vorhanden sind. Dadurch liegt im Körper eine Elektrolyt-Lösung vor, in welcher ihrer Meinung nach bei Verwendung destillierten Wassers Entgiftungsreaktionen durch das Auswaschen von Schadstoffen besser ablaufen können. Allerdings führt eine hohe Zufuhr von mineralstofflosem Wasser zu einer Verdünnung der Elektrolytbestandteile in der freien Körperflüssigkeit.

Bei starkem Schwitzen können in der Folge unangenehme Reaktionen auftreten – zum Beispiel Wasseransammlungen im Gewebe (Ödeme). Das kann allerdings bei zu großen Mengen ganz normalen Quellwassers auch geschehen. Jedenfalls sollte auf gute Wasserqualität, sowohl bakteriologisch als auch hinsichtlich der Belastung mit Schadstoffen, Wert gelegt werden. Auch *Dr. Colgan*, ehemaliger Professor der Rockefeller Universität in New York und Leiter des Colgan Institutes in San Diego, Kalifornien empfiehlt die Verwendung destillierten Wassers oder dessen Reinigung durch Umkehrosmose mit Mehrfachfiltern.

Wenn man die Diskussion um den Konsum von Leitungswasser einigermaßen objektiv beobachtet, gewinnt man den Eindruck, dass überall dort, wo die Qualität des Wassers durch die verschiedensten Beeinflussungen der Aufbereitung sowie des Transportes gefährdet ist, von Seiten der Kritiker alternative Trinkwasserformen gefordert werden.

Wussten Sie, dass die meisten Menschen zu wenig Wasser trinken?

Tatsache ist, dass die meisten Menschen überwiegend zu wenig Flüssigkeit zu sich nehmen. Da alle Reaktionen des Stoffwechsels im flüssigen Milieu ablaufen (corpora non agunt, nisi soluta = Reaktionen können nur in Lösungen stattfinden), kommt es bei Flüssigkeitsmangel zu trägen Reaktionen sowohl im Blut als auch im inneren Zellmilieu. Wenn das Blut durch Flüssigkeitsmangel eingedickt wird, (als messbares Zeichen steigt der Hämatokrit-Wert[20]) verlangsamt sich dessen Fließgeschwindigkeit, die feinsten Blutgefäße werden nicht mehr ausreichend durchblutet und damit wird auch das Körpergewebe nicht mehr ausreichend mit Nährstoffen versorgt. In Folge kann bei Belastung der Zellen mit sauren Stoffwechselprodukten eine zusätzliche Verschlechterung der Fließeigenschaft des Blutes eintreten, wodurch auch der Abtransport von Stoffwechselprodukten und Schadstoffen gestört wird. Deshalb sollte bei richtiger Ernährung und optimaler Flüssigkeitszufuhr das Blut nicht zu dickflüssig sein, damit eine bestmögliche Spülung der Körpergewebe gewährleistet ist, sowie deren Versorgung mit Nährstoffen und der Abtransport von Schlacken reibungslos funktionieren kann.

Aufgaben des Wassers im menschlichen Körper

Folgende Aufgaben übernimmt Wasser im menschlichen Körper:

- Wasser ist Baustein der Zellen und bildet als Quellmittel für Eiweißkörper mit diesen die Grundsubstanz aller Zellen. Alle Körperzellen sind nur dann funktionsfähig, wenn sie genug Wasser enthalten.

- Als Lösungsmittel ist Wasser unentbehrlich. Für den Organismus wichtige Substanzen liegen gelöst in den Körperflüssigkeiten vor.

- Wasser ist das ideale Transportmittel, indem es Nährstoffe und Stoffwechselprodukte im Blutplasma zu ihrem Bestimmungsort bringt.

- Die Regulation des menschlichen Wärmehaushalts obliegt speziell im Bereich der Schweißabgabe dem Körperwasser.

Der steigende Verbrauch durch Zunahme der Weltbevölkerung und die gesteigerten Komfortansprüche der Menschen sowie die Missachtung des Wassers durch Verschmutzung der Flüsse, Seen und des Meeres führen dazu, dass Wasser vermutlich in 50 Jahren kostbarer als Erdöl sein wird.

---

[20] Hämatokrit (Abkürzung: Hct, Hkt oder Hk) bezeichnet den Anteil aller zellulären Bestandteile am Volumen des Blutes. Der Hämatokrit ist hauptsächlich von der Konzentration der Erythrozyten abhängig, die rund 96 Prozent der zellulären Bestandteile des Blutes ausmachen.

Wasser verhält sich in gewissen Aspekten paradox zu seinen physikalisch-chemischen Erwartungen. So wechselt es zwischen den 3 Aggregat-Zuständen fest, flüssig und gasförmig (als Dampf) hin und her. Ein weiteres Kuriosum ist, dass es keine zwei, von ihrer Struktur her, identische Schneeflocken gibt. Auch beim Eis sind mehrere verschiedene Erscheinungsformen bekannt. Wahrscheinlich sind auch keine zwei Wassertropfen von ihrer Struktur her identisch. Die Erklärung dafür liefert die Tatsache, dass die Bindungen zwischen den einzelnen Wasserstoff- und Sauerstoffatomen instabil sind und sich die Wassermoleküle dadurch ständig verändern. Einzelne Moleküle verbinden sich mit anderen zu mehr oder weniger langen Ketten, auch „Cluster" genannt, die sich immer wieder neu formieren. Würde die Brückenbildung der Moleküle eine regelmäßige Form aufweisen, wäre Wasser nicht flüssig, sondern fest (wie Eiskristalle). Es wird vermutet, dass dieses Phänomen der Clusterbildung sowie die damit verbundenen elektrophysikalischen Eigenschaften für seine Energie und Informationsübertragung (z.B. in der Homöopathie) von Bedeutung sind. Das ist auch der Grund dafür, dass Wasser nicht schon bei minus 100 Grad schmilzt und bei minus 80 Grad siedet bzw. verdampft. Da der tatsächliche Siedepunkt aber bei plus 100 Grad liegt, ergibt dies eine Verschiebung von fast 200 Grad. Im Wechsel vom flüssigen in den festen Zustand dehnt sich Wasser aus, was artverwandte Substanzen nicht tun. Diese verkleinern sich und erhöhen dabei ihr spezifisches Gewicht. Wasser erweitert sich beim Gefrieren und hat seine größte Dichte und damit auch das höchste Gewicht bei vier Grad Celsius.

Wussten Sie, dass Seelebewesen nur aufgrund einer Anomalie des Wassers überwintern können? Paradoxerweise hat Eis eine niedrigere Dichte als Wasser. Wäre es nicht so, so würden Seen im Winter von unten nach oben zufrieren und unausweichlich zum Tod der Seebewohner führen.

Wasser ist auch nicht bei jeder Temperatur gleich flüssig. Der ideale Flüssigkeitszustand des Wassers ist bei 37 ° C. Bei dieser Temperatur ist Wasser am flüssigsten und labilsten, die Wassermoleküle sind bei dieser Temperatur am reaktionsfreudigsten. Das Wasser der menschlichen Zellen kann bei dieser Temperatur vom Körper am besten verändert werden. Ein weiteres Phänomen, welches für das Leben auf dem Planeten Erde von

Bedeutung ist, stellt die spezifische Wärme des Wassers dar. Sie ist doppelt so hoch, wie man es auf Grund der chemischen Wasserstruktur H_2O erwarten würde. Das bedeutet, dass sich Wasser langsam aufwärmt, jedoch auch langsam wieder abkühlt, d.h. es kann sehr gut Wärme speichern. Wasser friert bei null Grad Celsius, müsste aber bei minus 120 Grad gefrieren. Dass die Verdampfungswärme zweieinhalbmal und die Schmelzwärme fast dreimal so hoch ist, als zu erwarten wäre, beeinflusst maßgeblich das Wetter und Klima des Planeten Erde. Es gäbe demzufolge auf der Erde nicht das Leben, wie wir es vorfinden.

Wasser entzieht sich dem mechanischen Denken, indem es sich selbstorganisierend verhält.

Dieses Dipol-Molekül, in welchem ein negativ geladenes Sauerstoffatom zwei positiv geladenen Wasserstoffmolekülen gegenübersteht, funktioniert wie ein Magnet und speichert positive wie negative Informationen, ähnlich wie ein Gedächtnis. Allerdings lässt sich der Einfluss elektromagnetischer Felder auf das Wasser durch konventionelle wissenschaftliche Erklärungen nicht nachweisen, sodass es zum Geheimnis des Wassers gehört, das mechanische Denken auszuschließen. Auch die Frage, ob der Nachweis mittels Bioresonanz oder Radiästhesie[21] als objektive Methoden zu werten sind, bleibt vorerst noch offen.

Betrachtet man die Wirkung sogenannter Heilwässer, kommt man um eine Erklärung biophysikalischer Effekte nicht herum. Immer wieder gibt es andere Wässer mit denselben Inhaltsstoffen, die keine Heilerfolge erzielen. Man muss bei längeren Beobachtungen von Heilquellen unweigerlich zu dem Schluss kommen, dass hier Kräfte im Spiel sind, die sich durch die chemische Zusammensetzung des Wassers gar nicht oder nur teilweise erklären lassen. So können (wenn man von einem Placebo-Effekt absieht, der immer an gewissen Orten durch die Erwartungshaltung bestimmter Personen vorliegt) wohl nur biophysikalische Effekte durch energiegeladene Mineralien, Gesteinsformationen, magnetische Kräfte aus dem Erdinneren, Sonnenenergie und dergleichen als Erklärung herangezogen werden.

---

[21] Radiästhesie (auch Radioästhesie, lat. radius, »Strahl«, griech. aisthanomai, »empfinden«) ist die Lehre von sogenannten Strahlenwirkungen auf Organismen. Die Untersuchung der Strahlen und deren Auswirkungen erfolgt mittels Strahlenfühligkeit bzw. Strahlenempfindlichkeit, die feinfühlige Menschen nach Annahme ihrer Anhänger besitzen sollen.

Wie viel Wasser braucht der Mensch?

Etwa ein bis eineinhalb Liter werden mit dem Harn ausgeschieden. Ein halber Liter geht ohne körperliche Anstrengung durch Schweiß bzw. Verdunstung verloren. Ein weiterer halber Liter geht mit der Atmung und mit normalem Stuhl verloren. Das ergibt bei gemäßigten Außentemperaturen und geruhsamen Lebenswandel etwa 2 bis 3 Liter pro Tag. Nun hängt der Bedarf von verschiedenen Faktoren ab. Personen die leicht schwitzen (Sympathikotoniker[22]) brauchen mehr Flüssigkeit als Vagotoniker (meist Personen mit geringerem Grundumsatz und Tendenz zu einem niedrigeren Niveau der Reaktionsbereitschaft). Bei körperlicher Anstrengung braucht man zusätzliche Flüssigkeit. Auch die Art der Ernährung hat einen bedeutenden Einfluss auf die erforderliche Trinkmenge.

Eiweiß wird über Ammoniak zu Harnstoff abgebaut, der zur Ausscheidung Lösungsmittel benötigt. Hingegen liefert der Abbau von Kohlehydraten und Fett zusätzlich Wasser. Aus wasserreicher Nahrung, Obst und Gemüse kann der Körper einen Großteil seines Flüssigkeitsbedarfes decken. Bei Leistungssport kann der tägliche Bedarf mehrere Liter pro Tag ausmachen. Die körperliche Erschöpfung, die viele Menschen bei schweißtreibender körperlicher Tätigkeit verspüren, beruht zum Teil auf dem Flüssigkeitsverlust.

Da Durst- und Sättigungsgefühl vielfach nicht mehr funktionieren, ist sowohl bei sportlicher als auch anderer körperlicher anstrengender Betätigung empfehlenswert, auf Vorrat zu trinken. Beim Auftreten des Durst-Gefühls ist es für das Trinken meist schon zu spät. Der Körper signalisiert den meist schon vorhandenen Flüssigkeitsmangel. Isotonische Getränke haben den gleichen Mineralisierungsgrad, wie auch das Blut. Sie sind in der Regel nur bei über Stunden anhaltenden körperlichen Hochleistungen erforderlich. Zuckerhaltige Getränke sind weder ideale Durstlöscher noch können sie eine länger anhaltende Leistungsverbesserung bewirken, da sie in der Regel Einfachzucker enthalten, welche auf Grund ihres GLYX (= Glykämischer Index[23]) nach einem kurzfristigen Leistungsanstieg zu einer

---

[22] Bei der Sympathikotonie (Synonym: Ergotropie) ist das Gleichgewicht oder Spannungsverhältnis (lat. Tonus = Spannung) zwischen Sympathikus und Parasympathikus zu Gunsten des Sympathikus verschoben. Sympathikus und Parasympathikus sind Anteile des vegetativen Nervensystems. Das Gegenteil der Sympathikotonie ist die Vagotonie.

[23] Der Glykämische Index ist ein Maß zur Bestimmung der Wirkung eines kohlenhydrathaltigen Lebensmittels auf den Blutzuckerspiegel. Je höher der Wert ist, desto schneller steigt der Blutzuckerspiegel an. Der Glykämische Index gibt in Zahlen die blutzuckersteigernde Wirkung der Kohlenhydrate